JN121578

120歳まで元気に生きる

最強のサプリ&健康長寿術

金森重樹

扶桑社

Prologue

食事を断糖高脂質食に切り替えてから、早いもので丸5年が経ちました。

糖質を極限までカットし、良質な脂質をたっぷりと摂る**「断糖高脂質食」**。これに加え、現代人が陥りがちな〝質的栄養失調〟を改善するために**「サプリメント」**（以下、サプリ）を活用。その上で、タンパク質の摂取回数を1日1回にまとめ（1食）、MCTオイルや生クリーム入り紅茶など脂質を効果的に摂れる間食（0・5食）でつなぐ**「1日1・5食」**生活を送る。糖質まみれの食生活と決別した僕が新しい生活様式として始めた生活習慣は、まずこの3つが要諦です。

その効果はてきめん。これまで僕は『ガチ速〝脂〟ダイエット』『ガチ速〝脂〟ダイエット　極上レシピ大全』と二冊の書籍を上梓して断糖高脂質食のノウハウを記し、**そのノウハウは「#金森式」と呼ばれ、世に広まっていきました。**「本のおかげで痩せました」という嬉しい報告が読者の方から毎日のように寄せられます。

僕自身がこうした取り組みを始めるきっかけとなったのは、口腔内環境の改善のための実験でした。一番太っていた時で93kgほどあった体重はみるみる減り、筋肉量が増えたこともあって、今では61kg前後を無理なく維持できています。

#金森式が減量にすさまじい効果を発揮するのは自分が一番よく理解しているつもりですが、**実はこの〝劇的な減量効果〟は副産物に過ぎません。**#金森式というライフスタイルは、ただ痩せるだけではない。ヒト本来の機能回復につながり、その延線上にあるのが「健康長寿」なのです。

いまや〝国民病〟となった糖尿病の恐怖

健康長寿とは読んで字のごとく、健康体のまま長生きすることです。

日本人の平均寿命は、男性で81・64歳、女性は87・74歳と言われています。**2040年には男性が83・27歳、女性はなんと89・63歳**になると推算されており、日本人はより「長寿化」が進んでいるのは明らかです（厚生労働省「平均寿命の推移」）。

ところが、その暮らしぶりはどうか。僕は、周囲の人々の生活を見るにつけ、鬱屈とした気持ちになります。

例えば糖尿病。厚生労働省が推進する「21世紀における国民健康づくり運動《健康日本21》」のホームページには、

〈わが国の糖尿病患者数は、**生活習慣と社会環境の変化に伴って急速に増加している。**糖尿病はひとたび発症すると治癒することはなく、放置すると網膜症・腎症・神経障害などの合併症を引き起こし、**末期には失明したり透析治療が必要となることがある。**さらに、糖尿病は脳卒中、虚血性心疾患などの心血管疾患の発症・進展を促進することも知られている。**これらの合併症は患者のＱＯＬを著しく低下させる**のみでなく、医療経済的にも大きな負担を社会に強いており、今後も社会の高齢化にしたがって増大するものと考えられる〉

とあり、一般的に高齢になるほどそのリスクは高まるとされます。「糖尿病が強く

疑われる」人口は２０１６年に国内で初めて１０００万人を突破しており（厚生労働省「国民健康栄養調査」）、実に12人に１人が罹患する時代。「糖尿病の可能性が否定できない」と判断される糖尿病予備軍も１０００万人いるとされており、極めて身近な病気といえます。

仕事や子育てから解放され、やりたいことを思う存分楽しもうと心待ちにしていた老後。それが苦痛を伴う治療を強いられ、外に出る気力もわかず、場合によっては病院で管につながれて死を待つだけ……。**たとえ長く生きられても、こんな「長寿生活」はごめんでしょう。**

僕のＴｗｉｔｔｅｒのフォロワーのほとんどはダイエット目的ですが、「糖尿病をどうにか改善したい」と藁にもすがる思いで情報収集している人も意外と少なくない。そうした人の中からは、**忠実に#金森式に取り組んだことで、インスリン投与や人工透析を回避するほど「病状が劇的に回復した」という報告が相次いでいます。**

例えば、幼児期から肥満だったという30代の男性は、痛風、脂肪肝、高血圧、高脂血症、水腎症、腎結石、左腎盂尿管移行部狭窄症、メニエール病、うつ病、アトピー（頭皮湿疹）、ヘルニア、頻脈、多汗症、喘息、アレルギー性鼻炎……と、まさに病気のデパートともいえる状態で、ついに糖尿病を宣告されたことで一念発起。インスリン投与を拒否し、飲み薬だけでまずは断糖高脂質食による減量に取り組んだ結果、3か月で血糖値などの数値が正常になり、主治医に驚かれたそうです。

40代から始まる認知症のリスクとどう向き合うか

高齢化社会において、糖尿病とも関連する病気があります。アルツハイマー型認知症です。**アルツハイマー病は3型糖尿病とも呼ばれ、インスリン抵抗性（インスリンの感受性が低下する＝効きが悪くなること）と非常に密接な関係にあります。**

九州大学の研究によれば、**2012年時点で65歳以上の7人に1人が糖尿病を患っており、2025年にはこれが5人に1人にまで増大すると推計されています**（「日本における認知症の高齢者人口の将来設計に関する研究」)。認知症を患ったご家族がいる方も多いと思いますが、温厚だった人が突然怒りっぽくなり、

「財布がなくなった。誰が盗んだんだ!」

と近親者に当たりちらすようになる。恐怖でしかありません。

認知症患者の増加は世界的なトレンドでもあり、アメリカのバイデン大統領は、

「15年以内にアメリカの病院のベッドは認知症患者で埋まってしまう」

とコメント。死因のランキングでも認知症はアメリカで5位、イギリスでは2位にまで上っており、増加の兆しを見せています。**認知症は40代から徐々に始まる病気**といわれており、このリスクとどう向きあうかを、現代人はもっと考えるべきなのではと思ってしまいます。

せっかくの老後を認知症に侵されては、なんのための長生きか分からない。であるならば、発症前から回避する手段を講じるのは当たり前です。**ここで断糖高脂質食が深く関係してきます。**

糖尿病と食事の因果関係はイメージがつかみやすいと思いますが、実は認知症も同じ。**糖質による慢性炎症、脳内の栄養欠乏、アルミニウムなど金属毒の蓄積**の影響が大きい病気といわれています。

僕が日頃から実践している断糖高脂質食やサプリによるビタミン・ミネラルの補給と金属毒の解毒、そして1日1・5食という食生活は、アルツハイマー病を予防する目的も果たしてくれるはずです。（P59「メチレーション回路」参照）

いかがでしょうか。

「減量効果は、ほんの副産物に過ぎない」

と僕が話す感覚が、段々と、立体的に見えてきたのではないでしょうか。

ただ痩せるだけではない。健やかに歳を重ねることができる。#金森式にはそのポテンシャルがあり、健康長寿を実現する有効なアプローチだと確信しています。

「120歳まで元気で生きられる」と本気で思える理由

「金森さんは何歳くらいまで現役で楽しく生きられると思っているんですか？」

担当編集者からこんな質問をされた時、僕はこう答えました。**ヘイフリック限界の120歳だと。**

これは**哺乳類の細胞分裂の限界と最大寿命の関係から導きだされた数字**。120歳まで楽しく、元気に、現役として生きたい。それは断糖高脂質食をはじめとしたヒト本来の機能を復元する生活習慣を継続することで、十分可能になる。僕は本気でそう思っています。

最初の執筆時には本書の主たるテーマを「サプリ」にしようと思っていました。しかしこの問いかけをされたことで、**ハッキリと自分の目的が減量ではなく「健康長寿」にあることが分かりました。**あくまでサプリは栄養を最適化する手段のひとつであり、ゴールは健康長寿なのです。本書では、**「１２０歳まで楽しく生きる」ために、現代人は何を知り、実践すべきか。**そのヒントとなりそうなことについて、なるべく平易な言葉で記したいと思います。

この３年間、僕は国内外の論文や書籍を読み漁り、**人類学から入り、細胞生物学や分子栄養学といった領域を行ったり来たりしながら、学術横断的に学びを重ねてきました。**時にＴｗｉｔｔｅｒで邂逅とも呼ぶべき出会いの数々があり、自分ひとりでは持てなかった視点から複眼的に「健康長寿」を眺め、生活に落とし込むルーティーンに役立ててきました。その成果を一冊にまとめたのが、本書です。

一章では、現代人がまず模範とすべき旧石器人の生活様式を。二章では、サプリを摂取する際の基本的な考え方を。三章では、楽しみながらこのメソッドを続けるために役立つガジェットを。四章では、多くの人が陥りがちな注意点と、僕が**「健康長寿**

の一丁目一番地」と考える内分泌器官としての血管についての考察を、それぞれ綴っています。視覚的に捉えられるよう、要所要所に図版を差し込みながら構成したつもりです。

令和に入り、一般的な勤め人は65歳どころか70歳まで働かなくてはならない、「人生100年時代」に突入した、とやかましく言われています。このような時代を生きるにあたって、**健やかな肉体は万物に勝る資本。**これを手に入れることが幸福への第一歩となるでしょう。

そして僕がライフワークとして調べ続ける健康長寿のメソッドは、豊かな人生を叶える近道になりうるはずです。どうか本書をきっかけに知識を得て、生活習慣を変えて欲しい。健康的に歳を重ねる人がひとりでも増えることを、願ってやみません。

金森重樹

Prologue

CHAPTER 1

旧石器時代の生活様式に健康長寿のヒントがあった

Contents

CHAPTER

3

定番サプリから解毒まで丸わかり！押さえておきたいサプリの一覧

#金森式がはかどる最強ガジェット集

Contents

CHAPTER

4

「血管の老化」は健康長寿の落とし穴 #金森式の注意点

Epilogue

免責・注意事項

本書は医師の三井仁氏による監修を受け、刊行しましたが、著者は医師でも、医療関係者でもありません。本書に記載されている知見は、著者が論文や学術書などによって得た、あるいは実体験に基づくものです。健康のために食生活や生活習慣を変える際には、医師に相談したうえで行ってください。本書に記載されている情報によって生じたいかなる損失、負傷、傷害に対し、著者および出版社は責任を負いかねます。

CHAPTER

1

旧石器時代の生活様式に健康長寿のヒントがあった

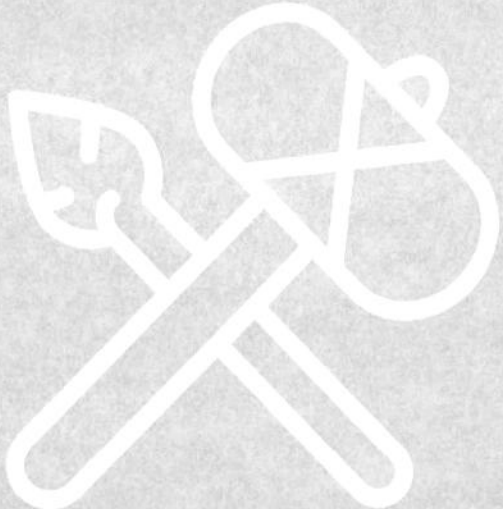

負の連鎖は肥満から始まる

断糖高脂質食は、脂肪を燃やし短期間で痩せることから、メタボに悩む中年の減量に最適だと自負しています。実際、**僕も48歳の時に90kg以上の超メタボ体型から、2か月で約30kgも減量。今でもリバウンドすることなく体重をキープし続けています。**それは、お笑いコンビ・かまいたちの山内さんをはじめ、本書の担当編集者、ライター、多くのフォロワーさんも同じです。

ここで改めて、「断糖高脂質食」をおさらいしておきましょう。

食事について説明するならば、その名の通り「**糖質を可能な限り排除し、主食として良質な脂質をたっぷりと摂る食事**」です。糖をエネルギーとする産生経路（解糖系）から、脂《あぶら》をエネルギーとする産生経路に変化させることが目的です。

断糖でインスリンを抑制すると脂質代謝のスイッチが入り、体内でケトン体（βヒドロキシ酪酸、アセト酢酸、アセトンの総称）が作られます。脂質燃焼にはこれが重要。ケトン体がきちんと出ているかどうかをチェックするガジェットなども容易に手に入ります（それらは三章で詳しく紹介します）。

インスリンはケトン体の生成を阻害するので、「断糖高脂質食」ではインスリンの追加分泌を極力ゼロに抑えることを目指します。そのためには、食材だけでなく、醤油を魚醤にかえるなど、調味料から見直す必要がある。インスリンの過剰分泌に晒されている食生活こそが肥満の元凶であり、糖尿病のもと。タンパク質を摂った場合ですら、糖質ほどではありませんがインスリンが分泌されます。

インスリンはもともと、恒常的に分泌されています。しかし、基礎分泌を超えた追加分泌を食べ物で誘発してしまうことが一番の問題なのです。インスリンが常にだらだらと出続けている状況が肥満の最たる原因であり、健康長寿を損なう大きな要因なのだと僕は考えている。つまりインスリンを制御する食習慣こそ、すべての土台になると言っても過言ではありません。

メタボリックドミノ

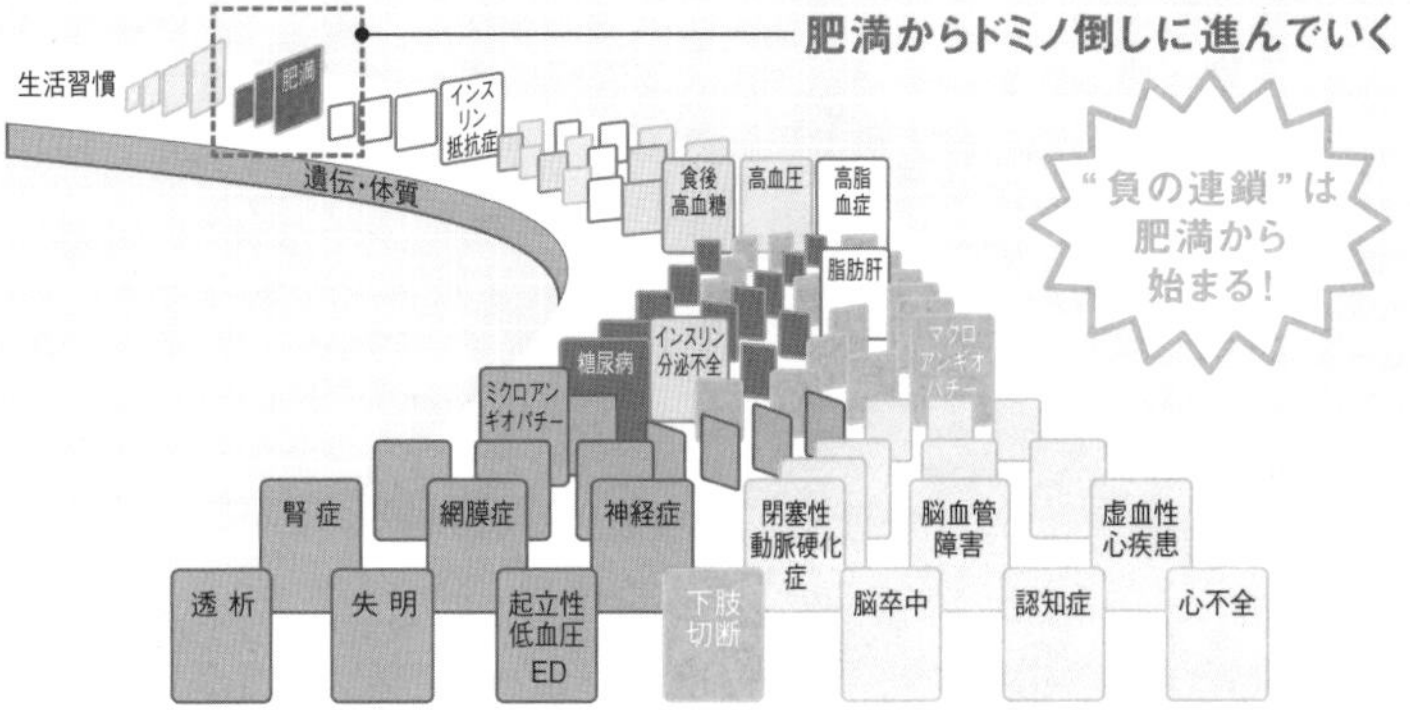

出典：『日本臨床』 61(10) p.1837(2003)

とはいえ、**断糖高脂質食を徹底しようとすると、穀物はもちろん、調味料レベルまで見直しが必要。**それまで糖質まみれの生活を送ってきた人には厳しく見えるのかもしれません。

「食べられるものがない！」「食の楽しみを放棄して豊かな人生と言えるのか！」など、随分批判もされました。確かに、厳格に取り組むには手間がかからないとは言えません。

しかし、**多くの疾患の原因を招く不健康な状態でい続けるデメリットと秤にかけたら、僕はこの食生活が現時点での最適解**だと確信しています。ここに、『ガチ速〝脂〟ダイエット』でも紹介したメ

インスリンの追加分泌の序列

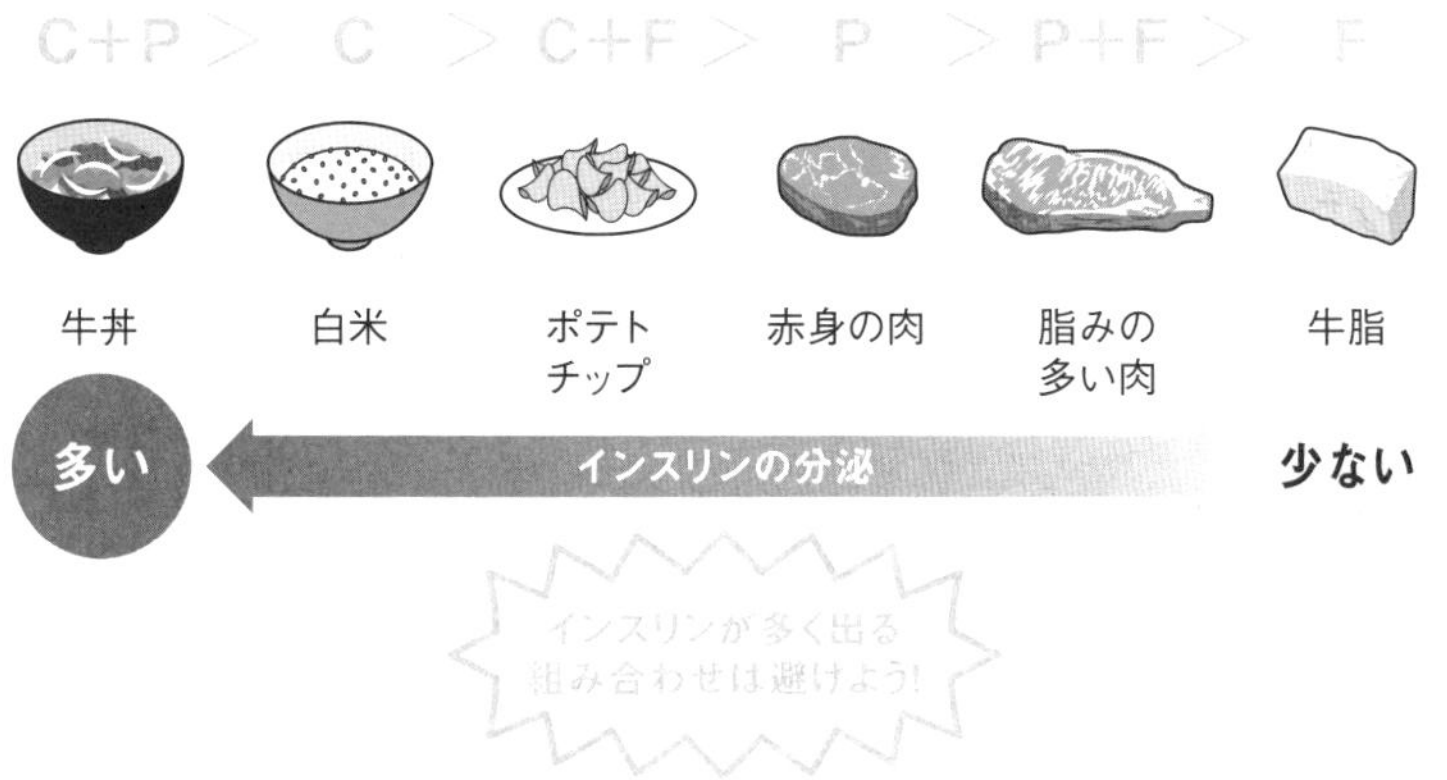
C+P ＞ C ＞ C+F ＞ P ＞ P+F ＞ F
牛丼
白米
ポテトチップ
赤身の肉
脂みの多い肉
牛脂
多い
インスリンの分泌
少ない
インスリンが多く出る組み合わせは避けよう!

出典：「The effect of protein ingestion on the metabolic response to oral glucose in normal individuals」／「Effects of Co-ingestion of Fat and Protein Upon Carbohydrate-Induced Hyperglycemia」

タボリックドミノの図を改めて紹介しましょう。**肥満を起点に、あらゆる症状がドミノ倒しのように悪化して起き、病気に至る様が分かると思います。**肥満、インスリン抵抗症、高血圧や脂肪肝と進んで糖尿病となり、やがて脳卒中や認知症、心不全といった命に関わる大病にたどり着いてしまう。この流れは肝に銘じておくべきです。

食べる物だけでなく「時間」にも気を配ろう

僕の食生活についてお話ししましょう。一日のルーティーンですが、朝は、温かい紅茶やルイボスティーにたっぷりとM

CTオイルを入れたものを飲みます。「MCT」とは、中鎖脂肪酸の略です。中鎖脂肪酸は小腸から門脈を経由して肝臓に入り、すぐにエネルギーに変わるので、お昼すぎまで空腹を感じることはありません。

一日のうち、卵や牛脂たっぷりのステーキ、焼き魚、刺身などタンパク質を適正量食べるのは、なるべく昼食と心がけています。**脂肪を蓄える元凶であるインスリンは、糖質だけでなくタンパク質を食べた際にも出てしまうからです。**

同じ摂取カロリーでも朝食べるか、昼食べるか、夜食べるかで、身体の代謝に与える影響はまったく違います。これを時間栄養学といいます。何をどれだけ食べるかに加えて、「いつ食べるか」が重要であり、昨今注目されている健康分野のひとつです。

基本的にはこうした1日1・5食をかれこれ5年間続けていますが、慣れてしまえば辛いと感じることはなく、むしろこれまでいかに自分が暴飲暴食を繰り返していたかを実感してゾッとします。

逆に、断糖高脂質食を中途半端にやると、痩せられないばかりか身体に悪影響を及

ぼす可能性もあります。これは四章で触れますが、たとえ痩せても血管は太っていた時のままですので、「体重が減ったから今日はラーメンを食べよう」なんて行為は急激に血管に負担がかかるため非常に危険です。「中途半端にやるくらいなら、初めからやらないほうがいい」と断言したい。

＃金森式はあまりにもスピーディーに痩せられるため、とかく減量の側面ばかりが注目されていますが、僕が続ける理由は、**ヒト本来の機能回復につながり、これこそが健康長寿の基本だと思うからです。**

プロローグで触れたように、僕は元気なままで長生きがしたい。人生の最後の10年が病院のベッドの上で体中に管がつながれている状態では、「生きている」というより「生かされている」だけ。そんな老後は絶対に回避したいのです。

食事制限が健康に与える影響

食事制限が代謝に与える影響のパスウェイは、大雑把に言うと次ページの図のようになります。

健康長寿と食事制限

出典：「Promoting Health and Longevity through Diet:From Model Organisms to Humans」

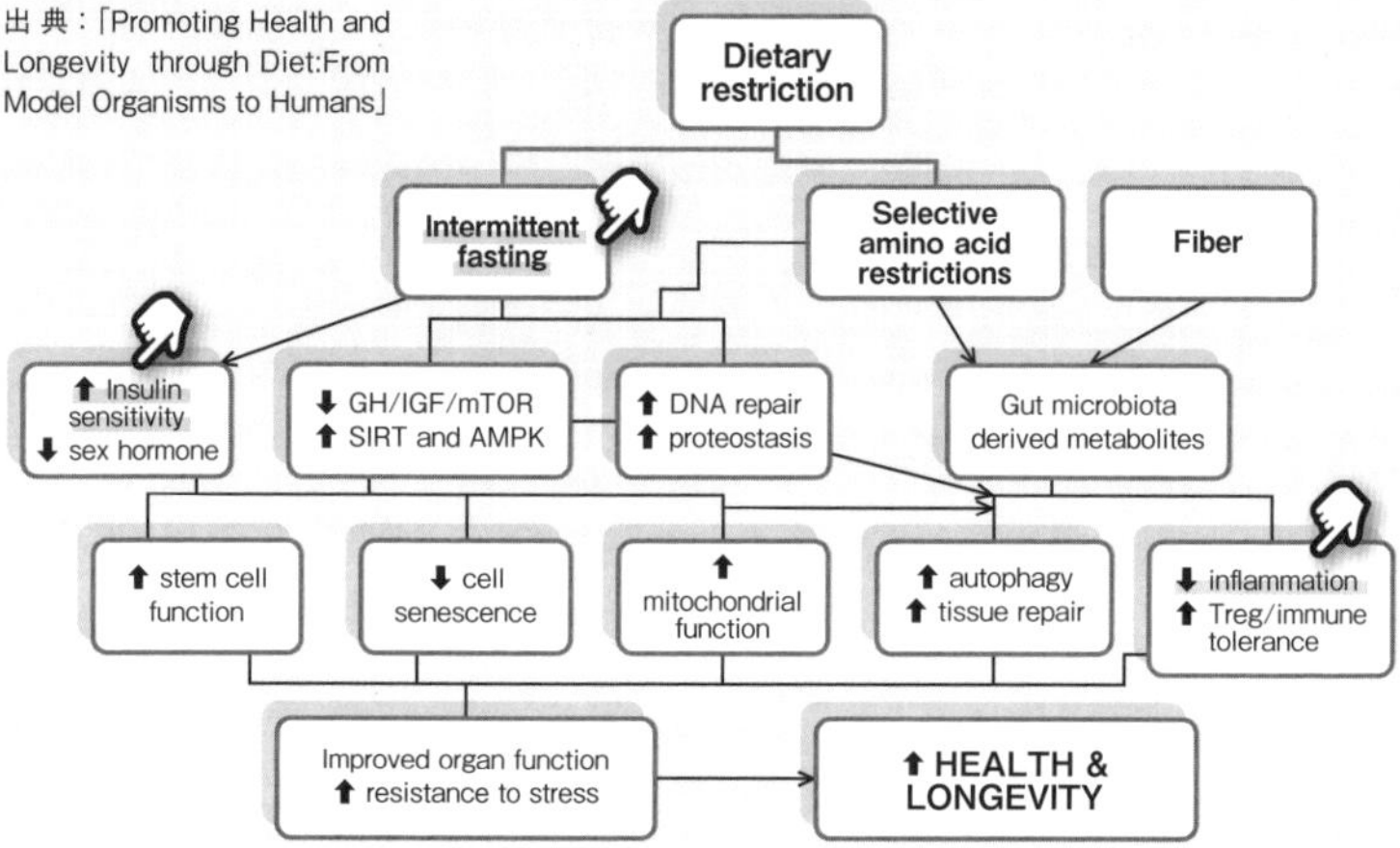

食事制限（Dietary restriction）の最上流にあるのは**間欠的断食（ＩＦ＝Intermittent fasting）**です。これはタンパク質を24時間に1回摂ることで、インスリン抵抗性を遮断することが大きな意味を持つ。3段目左端の**インスリン感受性の上昇（insulin sensitivity）**は、インスリンが効き易くなるという意味で、肥満に与える効果が大きい。僕は断糖高脂質食の1日1・5食という形で対応しています。

4段目右端の**炎症抑制（inflammation）**は直接的に肥満に関係します。これを落とし込みするならば、例えば虫歯の治療をしなければ、あるいは金属の詰め物を外さなければ体内で起きている慢性炎症がインスリン抵抗性を引き起こしてしまうということ。

僕が常日頃から「**どんなに断糖高脂質食を徹底し、サプリを摂っても、歯周病などの慢性炎症があるとインスリン抵抗性を引き起こすほか、体内で炎症を抑えることに機能や栄養が使われてしまい、痩せられない**」と説いていたのは、こうしたパスウェイが前提になっています。また、これはあくまでも食事の方法ですが、食事の改善だけではヒトの失われた機能の回復にはなりません。これ以外にも、

- **寒冷負荷によるベージュ脂肪細胞の誘導＝（Ｐ64、１０８、１０９参照）**
- **睡眠の最適化＝（Ｐ92、93、１１３〜１２１参照）**
- **解毒（有害金属・細菌・化学物質など）＝（Ｐ69〜76、79、80参照）**
- **ストレス抑制（アダプトゲン＝非特異的にストレスに対応する機能をもつ植物）**

など多数の要因が複雑に絡み合っています。これらを最適化してはじめて肥満、病気、不調から脱却できます。すべてを解説することは膨大な量になるのでメリハリを

つけて最重要のポイントを優先し、取り上げていきたいと思います。

断糖高脂質食は「安くつく」

断糖高脂質食が減量だけでなく、健康長寿をもたらす食生活ということが理解できたとしても、「食費がかかる」と言う人がいます。しかし、食事回数が1日1回で、野菜、果物、加工食品、お菓子などを食べないため、肉や魚のグレードを上げても食費はむしろ下がるのではないでしょうか。

また、人生100年時代と言われる昨今、**健康長寿ではなく不健康長寿では、人生の後半になって医療費や介護費などがかさみ、むしろどれだけお金があっても足りない状態になってしまう**ことを想像してみてください。

2011年と少し古い調査ですが、厚労省の推計によれば、日本人の生涯医療費は、平均2500万円だそうです。日本の医療保険制度が破綻するのは目に見えていますが、今のところその恩恵に預かることで自己負担額は500万円ほどになる計算です。

注目すべきは、その約半分を70歳以降の時期に支払っているという点です。

目先の食費を削り、ほぼ添加物とトランス脂肪酸と炭水化物（＝糖質）のみで構成されたコンビニ弁当や、ファストフードばかりを食べ各種の慢性疾患になれば、結果として一生涯、余計な医療費を支払うことになってしまいます。

多くの人が健康を望んでいながら、断糖高脂質食にはなぜかお金を出し惜しみ、大病や手術で高額な医療費を支払うことになるかもしれない生活を続ける。僕はこれが不思議で仕方がありません。長い目で見て断糖高脂質食ほど有益な自己投資はないのです。

今世紀中に130歳の誕生日を迎える人が現れる!?

現代人は、サバンナに暮らしていた旧石器時代とはあまりにもかけ離れた暮らしをしていますが、我々の消化管の構造は数百万年前から変わっていません。

哺乳類の食性と腸の長さ(体長比)

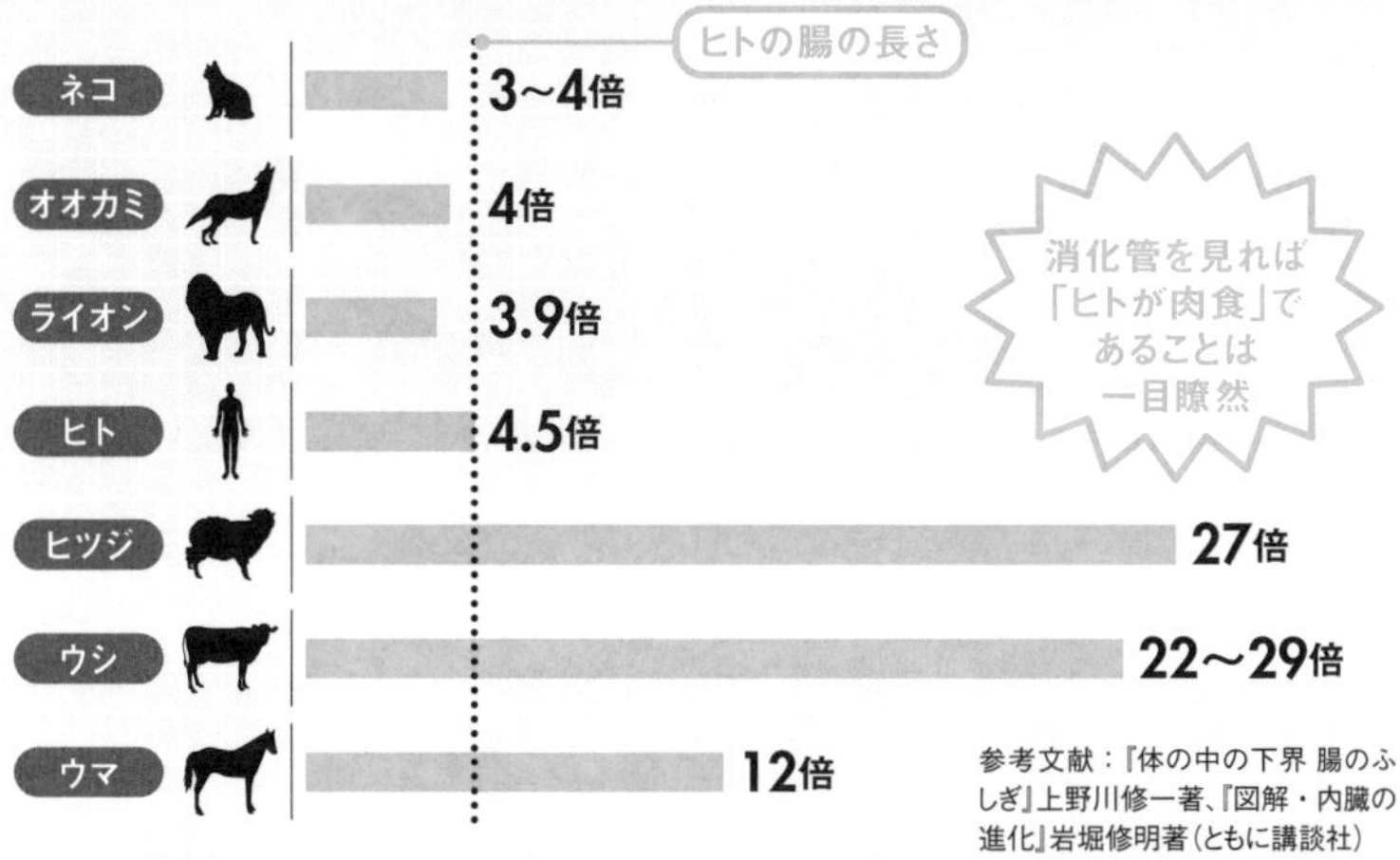

ヒトの腸の長さ

消化管を見れば「ヒトが肉食」であることは一目瞭然
参考文献：『体の中の下界 腸のふしぎ』上野川修一著、『図解・内臓の進化』岩堀修明著（ともに講談社）

旧石器時代とは、約300万年前に始まり、約1万年前に終わったとされる、人類の歴史上最古にしてもっとも長い時代のことを指します。

脳が拡大し知能が発達した人類がアフリカで誕生し、屍肉や骨髄を漁っていた生活から道具を使った狩りを行うようになりました。諸説ありますが彼らは約7万年前にアフリカを出て世界中に拡散し、約1万年前に農耕と牧畜を始めるまで、各地で狩猟採集民族として生きていたようです。

ここで注目すべきは、**人類の肉体や脳は、数百万年前から生物的に進化していないということです**。進化していないどころか、むしろ骨密度など肉体的には退化しているのではないか？　という研究もあるほどです。

旧石器時代を生きた彼らは、石器や骨角器（動物の骨や角で作った道具）などを使い、動物の群れを追って移動しながら生活していました。

裸足で軽快にサバンナを駆け巡り、狩りや採集に勤しんでいた。夜明けと共に目覚め、日光をたっぷりと浴び、夜は獣の襲来に怯えながらも、小規模な集団で生きていた。この話をすると、

「そうは言っても、今より平均寿命がはるかに短かったでしょ！」

と訝しがる方がいます。

実は、旧石器人が現代人に比べそれほど短命だったとはいえないことも判明しています。

現代人の平均寿命が伸びたことの主な要因は、**5歳までの幼児の死亡率が下がったことと、抗生物質の発見にあります。**5歳までの死亡率を現代人と同じ条件に合わせ

た場合、なんと寿命にほとんど差異は現れないのです。

現存する狩猟採集民が（文化変容狩猟採集民）旧石器時代に近い生活様式であることに注目し、寿命を調べた「Longevity Among Hunter-Gatherers: A Cross-Cultural Examination」という調査があります。これによれば、寿命の長さは、

文化変容（現代的医療を受けられる）狩猟採集民＞狩猟採集民＞18世紀のスウェーデン人＞半狩猟・焼畑民

の順になり、**ある程度現代人の生活様式に近い18世紀のスウェーデン人のほうが、狩猟採集民よりも寿命が短いのです。**

少し注釈をしなければならないのは、医療が未発達な世界では5歳までの死亡率はどうしても高くなります。抗生物質の発見や公衆衛生の劇的な改善、医学の進歩は確実に我々の生存率を高めてくれました。とはいえ、ヒトの長寿は旧石器時代から共通の遺伝的特徴だと考えられるのです。

「人生100年時代」と言われますが、ワシントン大学の研究者が2021年の夏に

「今世紀中に、130歳の誕生日を迎える人が現れる可能性がある」という予測を出したほど。日本人で世界最高齢の田中カ子《かね》さんは、118歳（2021年11月現在）ですから、「120歳まで生きる」という目標はあながち荒唐無稽なことではない時代になってきたと思います。

旧石器人に虫歯、肥満は存在しない

旧石器時代から人類のハード面（身体面）は進化していない――。この事実を踏まえた上で、現代人の生活を見返してみると、どうでしょうか？

テクノロジーの進化によって、社会は格段に便利になりました。農薬と遺伝子組み換えの作物を使った大規模農業によって食料を手に入れる苦労はなくなり、人類は飢餓の脅威から免れることができました。また、山奥にまで電気が引かれ、暗闇は恐れるものではなくなった。

スマホ一台あれば、世界中のあらゆる情報にアプローチできます。医療が発達したことでたいていの病気は治すことができるようになりました。が、**逆に言えば現代人ほどあらゆる病魔と戦っている人類もいなかったのではないでしょうか。**

これだけ近代化してもなお、感染症やストレスといった見えない敵に脅かされ、精神的なダメージはむしろ日々強くなっていることを、皆さんも実感していることでしょう。

ハード面での進化が数百万年の間ほとんど起こっていないにもかかわらず、我々を取り巻く環境はたった2000年ほどで劇的に変わりました。

元来、ヒトの胃のpH（水素イオン指数）は強酸性を示し、それは腐肉食であることを意味しますが、農業により胃のpHを無視した穀物中心の食事に変わったこと。ヒトの概日リズムを無視した照明、エアコンによる冷暖房。（かつて南アメリカに存在したヤーガン人は、最低気温氷点下4℃の中を裸で生活していました）

そうした環境変化が、肉体や精神にどのような影響を与えるのか。考えたことはありますか？

肥満に代表される現代人の不調の多くは、旧石器時代の人類には存在すらしなかった悩みです。

農耕を開始する前、狩猟採集型の生活をしていた彼らの食生活がどんなものだったかといえば、**骨、肉、魚、貝などが中心でした**。米や小麦といった穀物やイモ類（＝糖質）を食べていなかったため、虫歯や歯周病になることもなく、死ぬまで親知らずが残るなど、現代人よりも遥かに良好な口腔内環境を保っていたようです。

当然ながら彼らが生きたサバンナに歯ブラシはありません。にもかかわらず、虫歯は極めて珍しい特殊な疾患だったのです。現代の文化的変容を受けた狩猟採集民と大型の草食獣が存在していた旧石器時代の生活をアナロジーで語ることは根本的な間違いです。獲物が小型化した中石器時代以降は塊茎の摂取を余儀なくされていましたが、それ以前のヒトは完全な肉食です。

狩猟採集生活における食生活のＰＦＣバランス（タンパク質、脂質、炭水化物のバランス）を調べてみると、

旧石器人

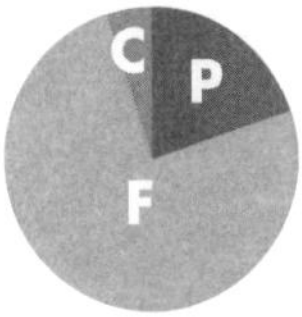

● P（タンパク質）＝20％
● F（脂質）＝75％
● C（炭水化物）＝5％

脂質が75％も占めていました。旧石器人は、僕が考えていたよりもずっと高脂質食だったのです。

ちなみに、厚労省や大手食品会社などが推奨する現代人の理想のバランスは、こう。

一般的現代人

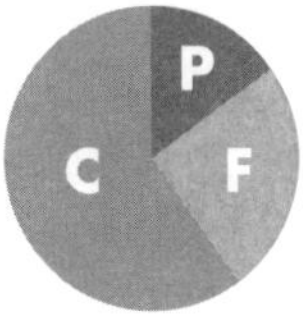

● P＝13～20％
● F＝20～30％
● C＝50～65％

僕が『ガチ速〝脂〟ダイエット極上レシピ大全』で目指したＰＦＣバランスは、

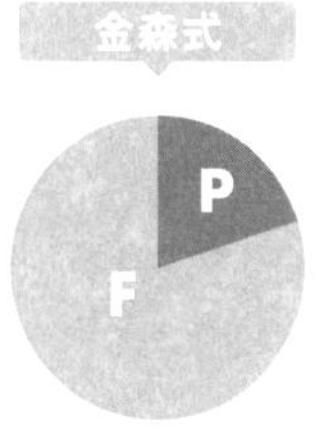

P＝20%
F＝80%
C＝0%

こちらです。**僕の考える断糖高脂質食の理想型は、旧石器時代の栄養バランス、100年の実績を持ち2016年から厚労省も認可している「てんかん治療食」と酷似していたわけです。**果たして健康の常識とされる「バランスのいい食事」とはなんなのか？ そろそろ皆さんも疑問が湧いてきたのではないでしょうか？

改めて、脂の役割をどう考えるべきか？ それには、**『脂肪の歴史』ミシェル・フィリポフ著（原書房）**や、**『食と文化の謎』マーヴィン・ハリス著（岩波書店）**などの本が役に立ちました。

他の霊長類と比べて大きな脳、短い消化官を持つ人類は、高エネルギー食が必要になります。現代でも比較的旧石器人と近い食生活をしているマサイ人はカロリーの66%、イヌイットは70%を脂肪から摂取しているといいます。彼らのような脂肪依存文化では、ＰＦＣの中でも特にＰＦバランスを適正に保つことが不可欠ということがよく分かります。

また、タンパク質だけを過剰に摂取していてもダメで、「ウサギ飢餓」という恐ろしい症状になります。

これは北極探検隊などに実際に起こったことで、普通の脂肪量の食事から急に極端に脂質が少なく、ほとんどがタンパク質のウサギ肉だけの食事に変えると、最初の数日間で食事の量がどんどん増え、約一週間後には最初の３～４倍も食べるようになってしまったそうです。**食べても食べても空腹を感じるようになったことからその名がつけられました。**恐ろしいのはその後で、食べ過ぎのために気持ちが悪くなり、漠然とした不安を覚え、脂を摂らない限り下痢が止まらず、数週間後には亡くなった方もいた。

これはエネルギー源の脂肪を欠くことでタンパク質からエネルギーを作り出すことになり、高アミノ酸血症、高アンモニア血症などタンパク質中毒になることが原因と考えられます。

ボディメイクをしている人達の中には、脂肪を避け、鶏のササミやプロテインを大量に摂取している人をよく見かけます。そういう人も、**タンパク質と脂質は非常に重要な関係にあることを知っておくべきだと思います。**

人類は農耕によって退化していった――プライス博士の慧眼

1930年代に歯科医師でありながら、10数年にわたって世界各地で先住民の口腔内環境や顎の構造について丹念なフィールドワークを積み重ね、現代人の食生活に警鐘を鳴らした人物がいます。ウェストン・A・プライス博士です。**プライス博士の著書『食生活と身体の退化―先住民の伝統食と近代食 その身体への驚くべき影響』は、僕にとってのバイブルです。**

当時はまだ、文明と接触せず原始的な条件のもとで生活している先住民が各地に多く存在していました。プライス博士は、そうした人々がとても健康で体格も良く、一様に歯列が整い虫歯もない理想的な口腔内環境をしていたことから、先住民の伝統食に注目して分析します。

すると、その伝統食には当時のアメリカ人の食事に比べてビタミンやミネラルの含有量が少なくとも4倍はあり、**動物の脂身にあるビタミンA、Dといった脂溶性ビタミンに至っては最低でも10倍もあることを突き止めたのです。**

また、先住民の中でも西洋文明と交流し、近代的な商業食品を口にし、虫歯が蔓延し始めた世代の親から産まれた子には恐ろしい変化が生まれてしまったことも指摘しています。骨が歪み顔が変形するなどの外見的な変化とともに、先天性異常や感染症、慢性病に加え、抵抗力がなくなっているという事実を明らかにしたのです。この本には健康な先住民たちが急速に劣化していく様を記録した貴重な資料写真の数々も掲載されていて、非常にショッキングでした。一例を左に転載します。

「人類は農耕によって退化していった」

先住民が近代文明と接触して起きた口腔内の変化

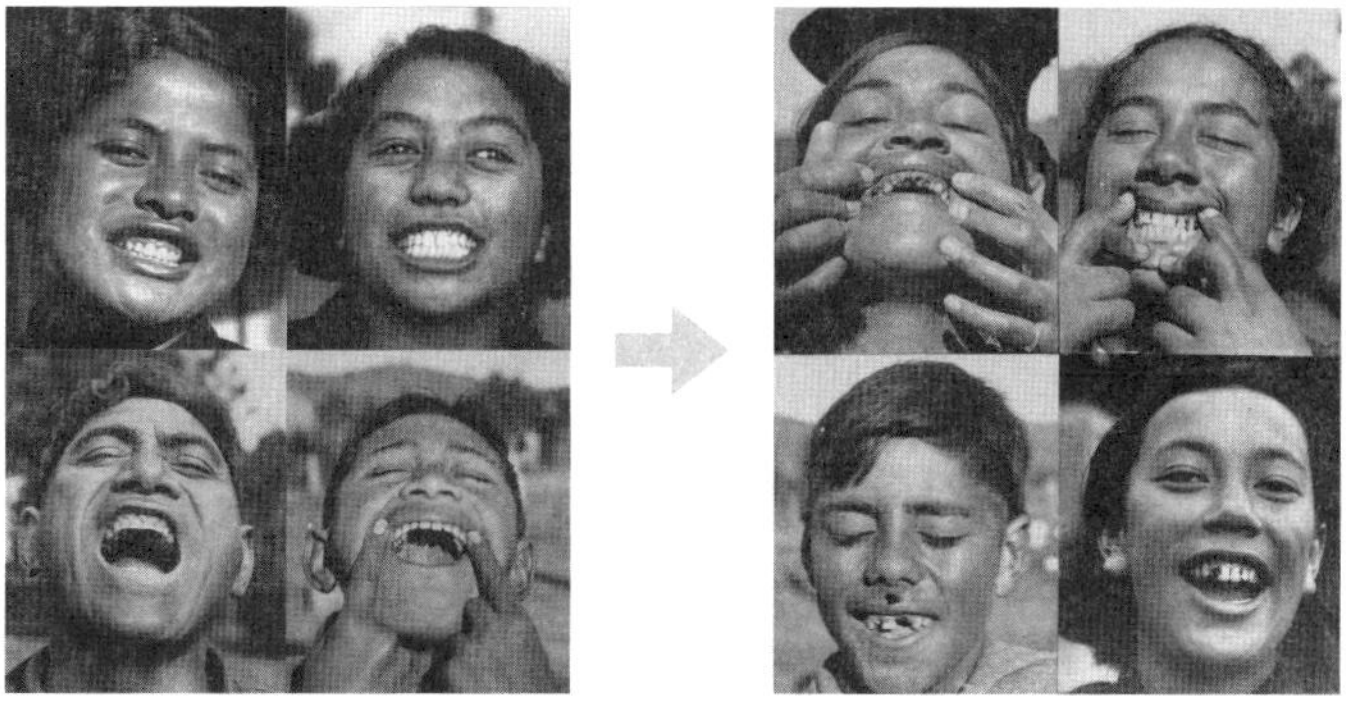

ニュージーランドの先住民・マオリは、世界中の種族の中でも、最高の歯と身体を持っていると高く評価されていた。白人文明の影響下に置かれる前は、左の写真のようにとても綺麗な歯列で、虫歯の罹患率はなんと1万本に一本だった。しかし、ニュージーランドへの白人の移住が進むと、右の写真のように虫歯が蔓延し、歯列が乱れていった。（NPO恒志会発行『食生活と身体の退化』より転載）

食による身体の退化を1930年代に説いていたプライス博士の慧眼。糖質過多な食事、歯周病が糖尿病や心筋梗塞、脳梗塞といった「死に至る病」を引き起こす要因のひとつであることが明らかになった今こそ、プライス博士の研究は見直されるべきだと思います。

仮説ではなくなった骨髄主食

こうした人類学的アプローチから最新研究に目を向けると、2019年に、前期旧石器時代の遺物が多く発見されているイスラエルのケセム洞窟から、動物の骨を缶詰のように保存した跡が見つかりました。これは、**旧石器人が動物の骨髄を主食にしていたことを裏付ける大きな物的証拠です**。

これにより、人類は骨髄を主食にしていたのではないか？　という「骨髄主食仮説」が、ついに「骨髄主食説」として実証されました。

この仮説は、長年霊長類を研究している類人猿学者の島泰三氏の『**親指はなぜ太いのか　直立二足歩行の起源に迫る**』(**中公新書**)に記されています。

島氏は、マダガスカルの猿・アイアイを長年研究していく中で、霊長類の口と手の形態は主食（ニッチ）によって決定されていることを発見しました。そこから、一本だけ離れて生えている太くて短い親指とガラスをも噛み砕ける堅い歯を持つ初期人類は、拇指対向性《ぼしたいこうせい》の手で石を握り骨を割り、平らな歯列と臼歯によって骨をすり潰し、骨髄や脳を主食にしていたのではないか？　という結論にたどり着きます。

現代人は赤身肉のみを可食部としていますが、**もともとは大型肉食獣などが食べ残した骨を洞窟に持ち帰り、骨に付着した肉からタンパク質と脂質、また骨髄に含まれるビタミン、鉄、カルシウム、マグネシウムなどを摂取していた**と考えられます。

この本が出版されたのは2003年です。この時点では霊長類の研究から見た「骨髄主食仮説」にとどまっていたことが、2019年にケセム洞窟で骨を缶詰のように保管して食べていたことが物証として発見され、仮説は「仮」ではなくなったわけです。

こうした**「骨髄主食」の実証**や、離乳期の乳児が脳と骨髄をもっとも好んで食べ、野菜を嫌ったという**クララ・デイビス博士の「カフェテリア実験」（乳児に34種類の食品を自由摂食させた実験）**などからも、農耕によって生まれた穀物や野菜が本質的に人類にとって必要ないことが分かり、断糖高脂質食への確信を強めていきました。

これまでの**人類学、考古学の進化の定説は変わりつつある。**それ以外にも生化学、栄養学を横断して突き詰めていくと、**現代人が盲信する「健康の常識」は、実は非常識であることがとても多いと気がつきます。**

となると、今日常識とされている栄養バランス、特に骨や骨髄を食べなくなったことで不足している亜鉛やマグネシウムの標準値は、本当に最適値なのか疑わざるをえません。

現代のライフスタイルは健康を蝕む習慣で溢れている

「旧石器時代から人類がどう進化してきたのか？」という視点で考えることは、食生活の見直しにおいてとても重要です。

そうすると当然、「食生活」に限らず、例えばエアコンの利用により体温調節の必要がなくなった住環境や、足の機能を無視した靴の存在など、現代はあらゆる点で健康を蝕む習慣で溢れていることも気になってきます。

また、旧石器人と僕たち現代人とで大きく変わったことに、**「慢性的なストレス」**に晒されているという問題があります。旧石器人たちも、ライオンなど大型肉食獣に襲われる恐怖や天変地異など、どちらかというと稀に起こる**「急性ストレス」**には晒されていたはずです。

ただ、近年になって急性ストレスは免疫系にダメージを与えないことが分かってきました。**その代わり、長期的また複合的に蓄積した慢性ストレスは免疫系機能を低下させると言われています。**この事実にギクッとしてしまう読者も多いのではないでしょうか。

人間はストレスを感じると、脳の視床下部で「副腎皮質刺激ホルモン放出ホルモン／コルチコトロピン放出ホルモン（CRH）」が、下垂体では「副腎皮質刺激ホルモン（ACTH）」が、副腎皮質で「コルチゾール」が放出されます。コルチゾール濃度が高まると、負のフィードバックでCRH／ACTHの分泌が抑制されます。**「慢性ストレス」に晒されていると、こうしたホルモンの負のフィードバックの機能障害**

ストレスによる「負」のフィードバック

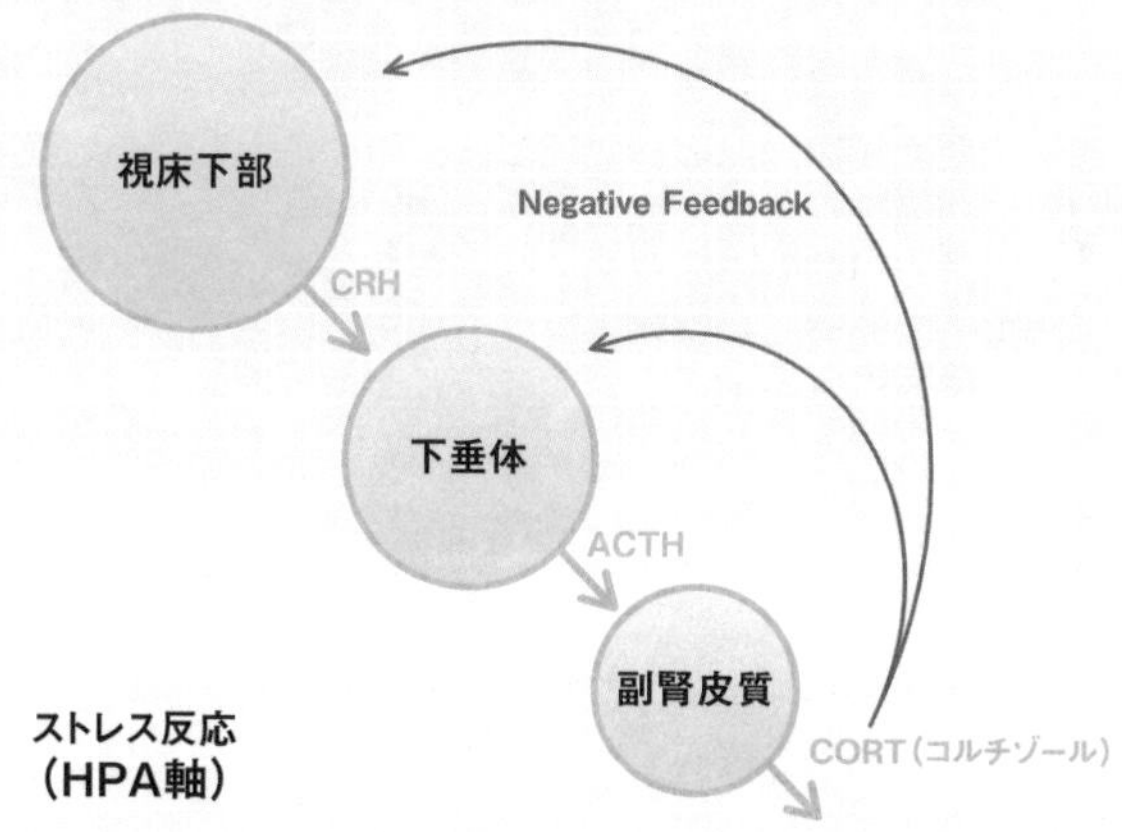

で、**免疫系の機能や睡眠の質まで低下させてしまう**のです。

　病気の原因になることもそうですが、何よりストレスは日々の生産性を落とします。慢性的なストレスの元凶には人間関係など心理的なものはもちろん、**現代人には欠かせないスマートフォンなどの電子機器、ホルムアルデヒドなど有害物質に囲まれた住環境、排気ガス、都市騒音など**、もはや生きていく上で避けられないものがあまりにも多いのです。

　慢性ストレスがメンタルの不調を引き起こすことは容易に想像できますが、肥満もまたストレスによって加速してしまいます（ストレス誘発性肥満）。何度ダイエットを決意しても、甘いものをやめられない。空腹を感じているわけでもないのに一日中何かを食べてしまう。こんな人の多くは、ストレスが元凶である可能性も高いのです。

現代社会に生きる僕たちが、今からサバンナを生きた旧石器人と同じ生活をすることは現実的ではありません。ただ、**本質的な健康にアプローチする重要な要素を見誤らなければ、僕のように30kgの減量や数々の不調の改善も可能になる。**健康長寿を手に入れたいと願うなら、僕たちが旧石器人に学ぶことはあまりに多いのです。

そしてそれは、食事に限った話ではありません。足を締め付ける靴の弊害を気に留める人は少ないですし、人間の脳を休息させ、正常に働くようリセットさせるための睡眠もまた、大きく乱れてしまっている人が多い。僕は睡眠の質をスコア化するガジェットを腕につけ、睡眠の深さを毎日計測しています。その中で、部屋を完全にまっ暗にし、室温を18℃前後にして、布団もかけず、うつぶせで寝て、鳥のさえずりや木々の葉が擦れる音で目を覚ました時などは、圧倒的に高いスコアが出ます。**都会の利便**

性は確かに魅力的だけど、ヒト本来の機能を回復させるなら、地方の古民家で自然に囲まれて暮らすのが本当はよいのだと実感しています。それもあって、最近の趣味は古民家巡りになっているほどです。

旧石器人の生活様式をどう現代で再現するか。これはなかなか壮大なテーマです。靴や睡眠のガジェット、しくみについては三章でより詳しく掘り下げて触れているので、これを機にぜひ見直してみてください。

POINT

人類史を紐解くと、健康長寿を手にするためにやるべきことが浮かび上がってきます！

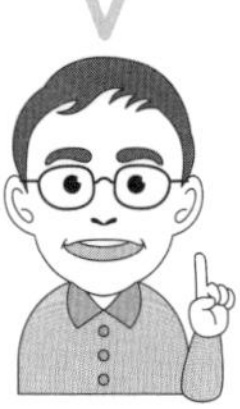

CHAPTER

2

健康長寿を加速させるサプリ服用術

質的栄養失調の解消とサプリ

一章で触れたケセム洞窟での発見により、人類の主食が骨髄だったことが明らかになりつつある今。現代人は足りない栄養素をどう補うべきか？　その答えは、サプリにあると僕は考えています。

ヒトにとって理想的なビタミン、ミネラルがたっぷり詰まった主食は骨をおいて他にないので、骨髄主食が現実的ではない現代人の食生活からは摂取しづらい栄養素をどう摂るべきか、試行を続けています。

エネルギーを代謝させるには様々なビタミンやミネラルが必要ですが、現代人のほとんどが必要な水準を満たせていません。**断糖高脂質食で健康長寿を目指すなら、現代人が陥っている「質的栄養失調」の解消は必須です。**（P59「メチレーション回路」参照）

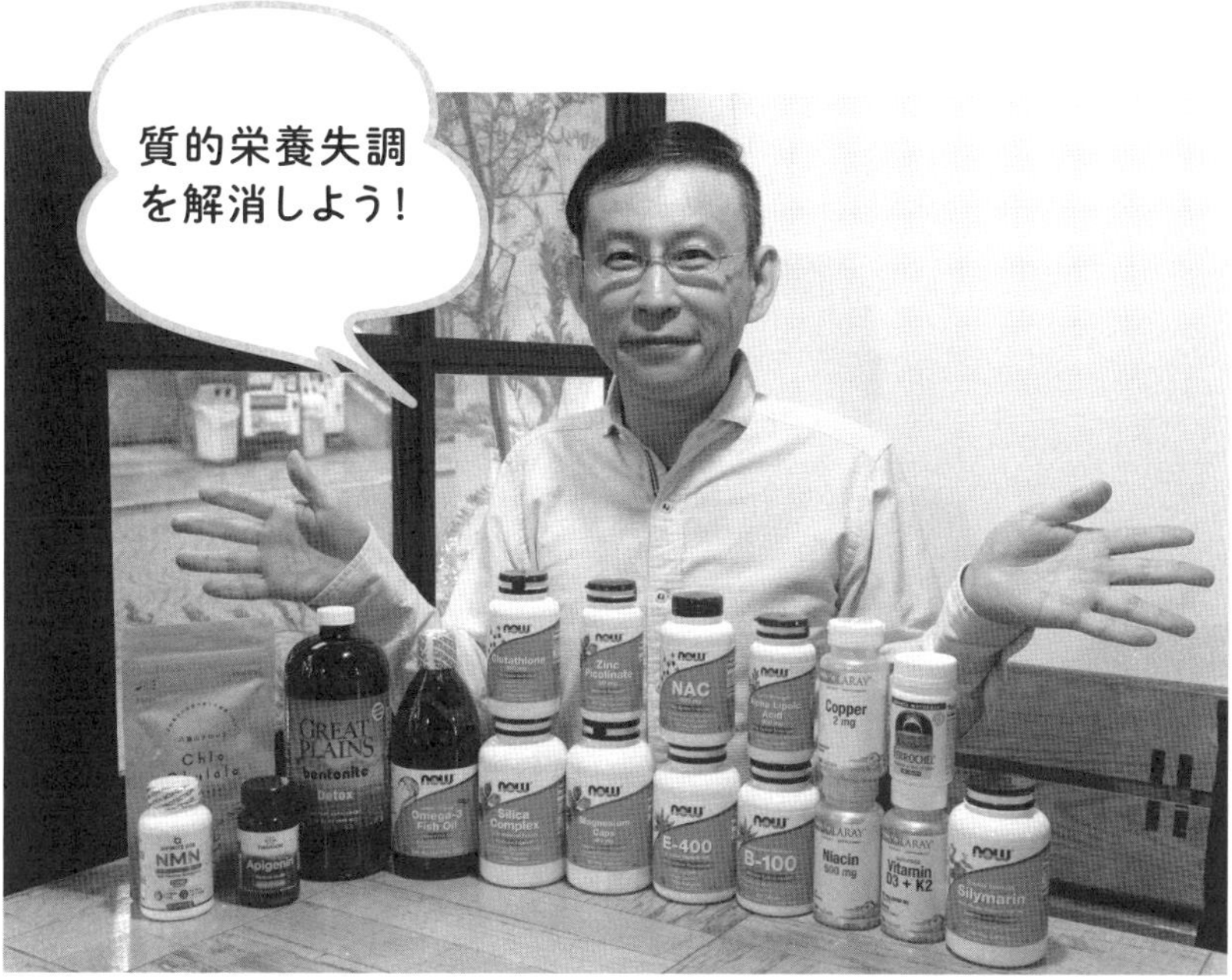

質的栄養失調とは、エネルギーは足りていても代謝に必要な栄養素が欠乏しているため、代謝が停滞している現代型の栄養失調のことです。

ヒトが骨髄から摂取していた栄養を確保することは、現代社会に暮らす我々には困難です。例えば、穀物を飼料として育てた家畜の肉では**ω《オメガ》バランス（抗炎症作用のあるω3と、炎症を促進する作用のあるω6という拮抗関係にある脂肪酸。理想は1：1）**が崩れています。ジビエならωバランスは適正ですが、内臓や骨髄までは供給されないため、ミネラルまで充足させることはできないのです。

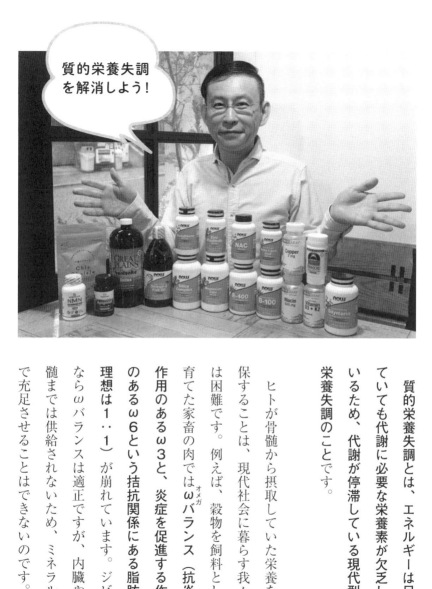

僕が実践する断糖高脂質食では**「足りないビタミンやミネラルをサプリで十分に補うことが重要だ」**と説いているのですが、読者やフォロワーの方に聞かれる定番の質問があります。それは、

「サプリは何を飲んでいますか？」
「どれくらい飲めばいいですか？」

というものです。この問いに対する答えを、僕は持ち合わせていません。

なぜなら、個人の生活習慣によって不足する栄養素はまったく違いますから、それを検査することもなく闇雲にサプリを摂取することに意味はないからです。

体内では食物が酵素によって、例えばタンパク質ならアミノ酸などの低分子に分解されます。そうした代謝の流れを生化学反応回路といい、ＴＣＡ回路から始まり、尿素回路、ビオプテリン回路、葉酸回路、メテオニン回路と連なる。**それらは歯車のよ**

うにそれぞれが連動していて（P59「メチレーション回路」参照）、代謝産物は何度も再利用されます。

栄養不足の回路に栄養素を補おうとして、かえって別の回路を亢進させてしまうことも多いので、全体を最適化させ、バランスを取る必要があります。足りないものを足そうとするだけのアプローチは本質的に間違いです。

よって、本章で触れるものをまんべんなく摂ればよいと思わないでください。僕が飲んでいるサプリを真似しても、すでに足りていれば過剰摂取によって別の回路を亢進させてしまったり、ミネラルの拮抗バランスを崩したりしてかえってよくないケースもあります。自分に何が欠けているかは、体内のミネラルや有害金属を検査する**オリゴスキャンや血液検査を通じてご自身で炙り出し、また各種のバランスや機序を理解した上で飲むようにしてください。**

と、注意喚起をした上で、必須とも考えられるサプリについて触れたいと思います。どれも意味があるものばかりですので、本章の最後はサプリカタログにしています。ぜひチェックしてみてください。

著者が日常的に摂取しているサプリ一覧

☑ ビタミン類	●ナイアシン ●ビタミンB群（B_2、B_6、B_{12}、葉酸） ●ビタミンC （※食事や飲み物でのアスコルビン酸摂取含む） ●ビタミンA ●ビタミンD３＋K２ ●ビタミンE
☑ ミネラル類	●カリウム（K） ●マグネシウム（Mg） ●亜鉛（Zn） ●銅（Cu） ●リチウム（トレースミネラルドロップス）（Li） ●モリブデン（Mo） ●セレン（Se） ●マンガン（Mn）
☑ 解毒系	●八重山クロレラ ●グルタチオン ●ベントナイト ●シリカコンプレックス（ケイ素）
☑ 抗酸化系＆ハーブ系＆抗老化	●ＮＡＣ（N-アセチルステイン） ●コエンザイムＱ10 ●αリポ酸 ●シリマリン（マリアアザミ） ●NMN
☑ オイル系	●ＭＣＴオイル ●オメガ３（フィッシュオイル）
☑ 血管対策	●シトルリン＆アルギニン

右表は、僕が日常的に摂取しているサプリです。もともと飽食の限りを尽くし、体重90kg超まで太っていた僕が、数年かけ微調整を繰り返してたどり着いた現状であり、オリゴスキャンの検査結果も考えながら調整しています。体調の変化に合わせて調整するので、**これをこれだけ！　といった決まったルーティーンはありません**。

当然ながら、遺伝子ＳＮＰｓ（一塩基多型）、性別や年齢、体重、体質、病歴、喫煙などの生活習慣、過去の食生活、親の栄養状態（ＤＯＨａＤ）などバックボーンが違う人に「この通りやれ！」と言うものでもありません。

例えば喫煙者の場合、**大量のビタミンCが消費されてしまう**ので、非喫煙者より多く摂取する必要がありますし、**女性は男性よりも鉄分が必要**。人それぞれ必要なものは違うため、オリゴスキャンや血液検査、遺伝子多型の検査で出た結果を参考にしながら必要なものを探してください。

エネルギー代謝の作用機序を学ぶことも必須です。例えば、高脂質食では脂質代謝に必要なビタミンの要求量が通常食に比べて増加します。脂質を燃やすには何が必要か？　エネルギー産生経路の基礎知識として、57ページの図を見てください。

また、こうした回路の中でビタミンやミネラルがどう消費されているかを記したのが59ページの図になりますが、**ビタミンB群や鉄（Fe）、マグネシウム（Mg）が各所で必要なことが一目で分かります。**

生きるためにこれほど重要でありながら、ビタミンのほとんどは体内で作られないので、現代人の多くは常に不足しています。その上、水溶性のビタミンは、体内に蓄えることもできず、尿からどんどん出ていってしまう。だから、水溶性と脂溶性の違いを理解する必要があります。

さらに、**あらゆる炎症が肥満の原因になり、代謝を阻害する**ということは繰り返しお伝えしてきましたが、**炎症を抑えるには桁外れのビタミンCが必要です。**例えば、お笑い芸人の楽しんごさんからダイエットの相談を受けた際、喫煙者ということでビタミンCフラッシュから逆算した量を摂取してもらおうとしたら、数十g必要だったのです。脂質代謝に必須のカルニチンを生合成するにはビタミンCが欠かせません。これが不足すると脂肪をミトコンドリア内部に運搬することができないため、断糖高

エネルギーの産生経路と水溶性ビタミン・ミネラル

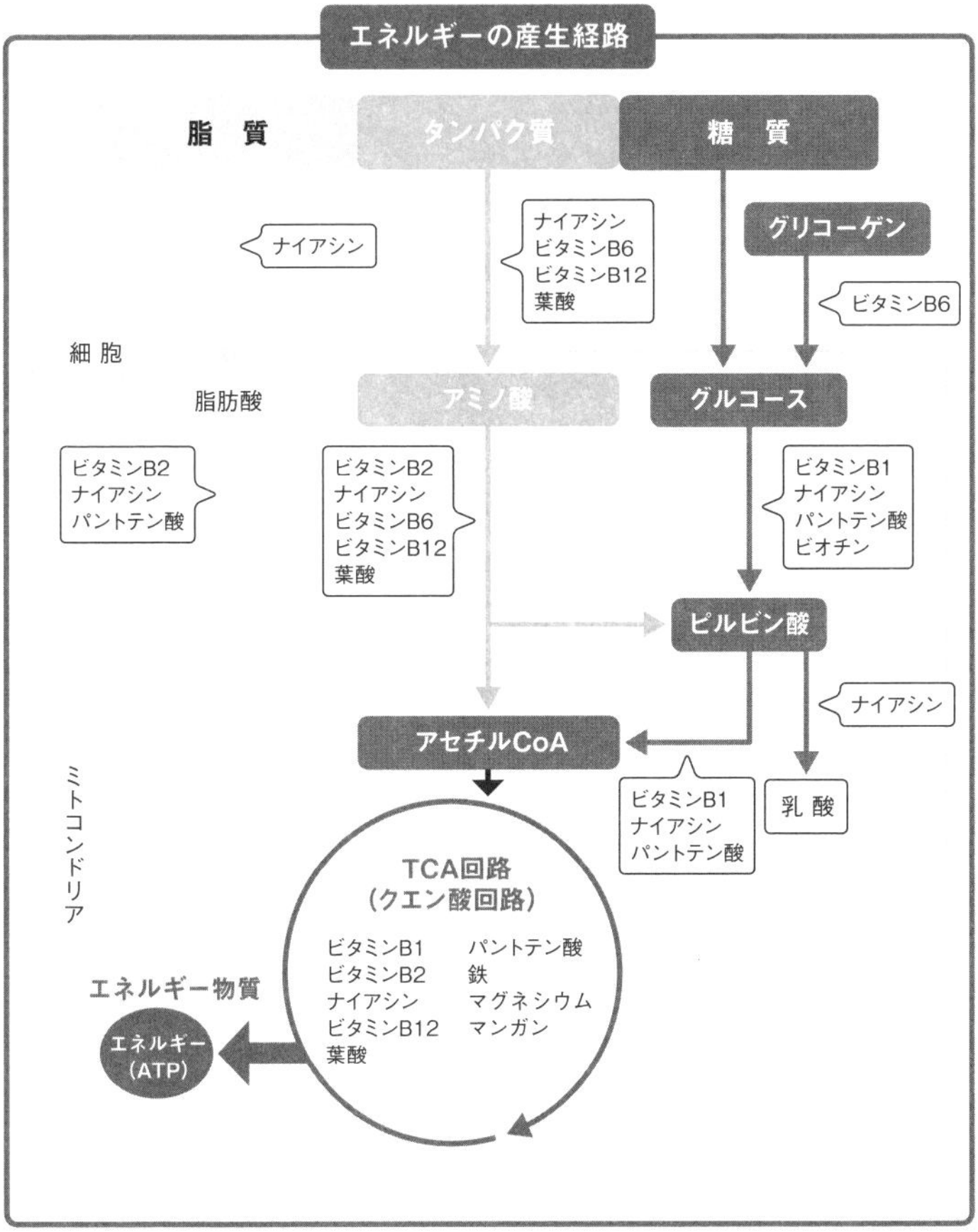

※「カラー図解 栄養学の基本がわかる事典」参照

メチレーション回路の全体図（4回路＋1経路）

４つの回路（歯車）とひとつの経路（一方通行）からなる「メチレーション回路」は、非常に重要な代謝のしくみ。歯車同士がつながって回るため、ひとつだけ過剰に回ると、ビタミンやミネラルが枯渇し、他の歯車にも影響します。

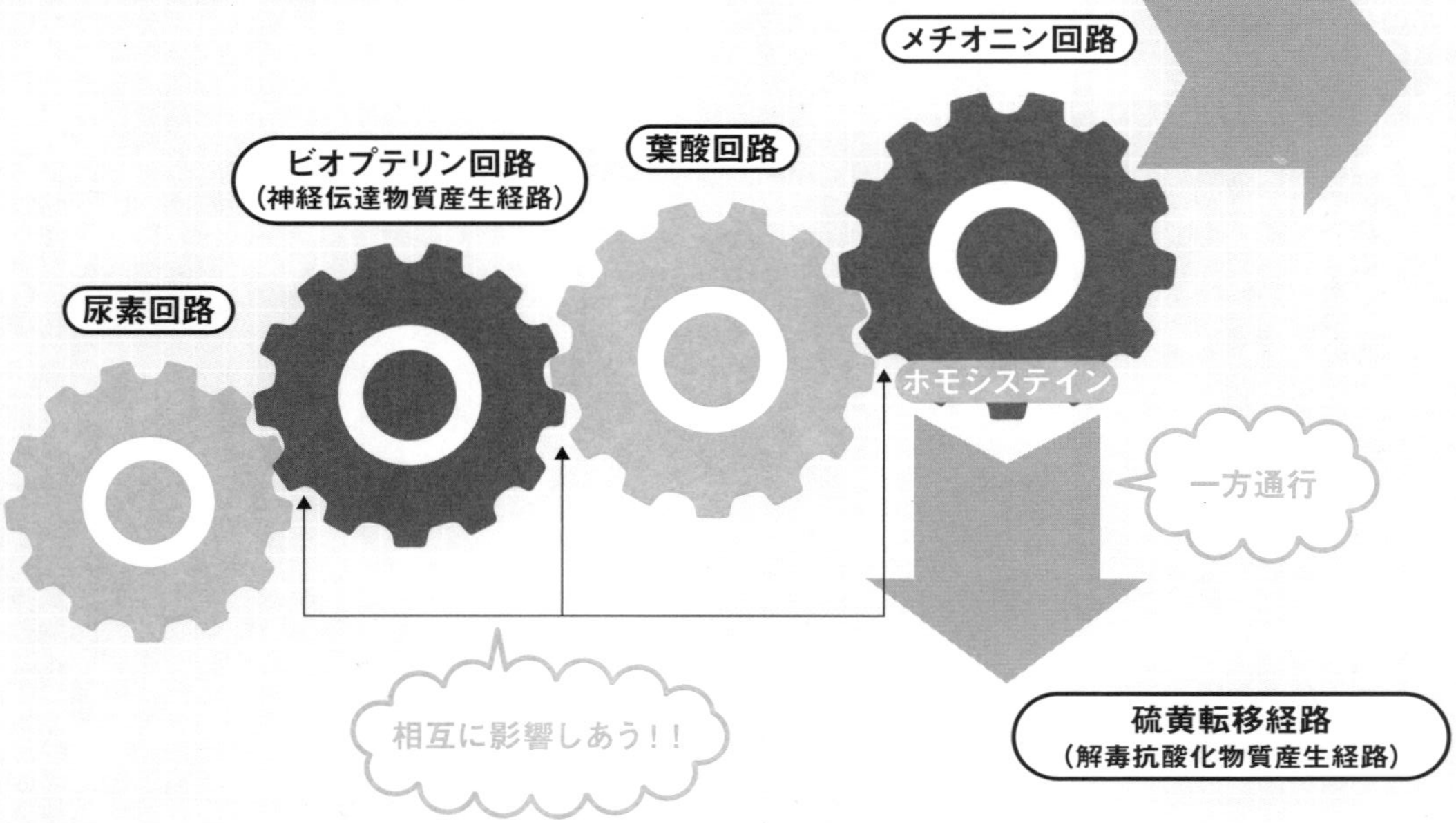

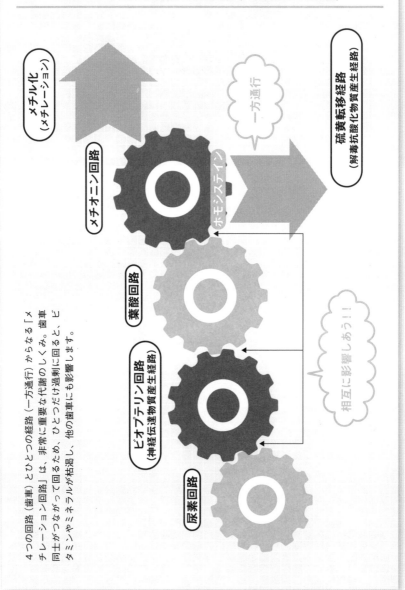

メチレーション回路と主なビタミン・ミネラル&有毒金属による代謝阻害

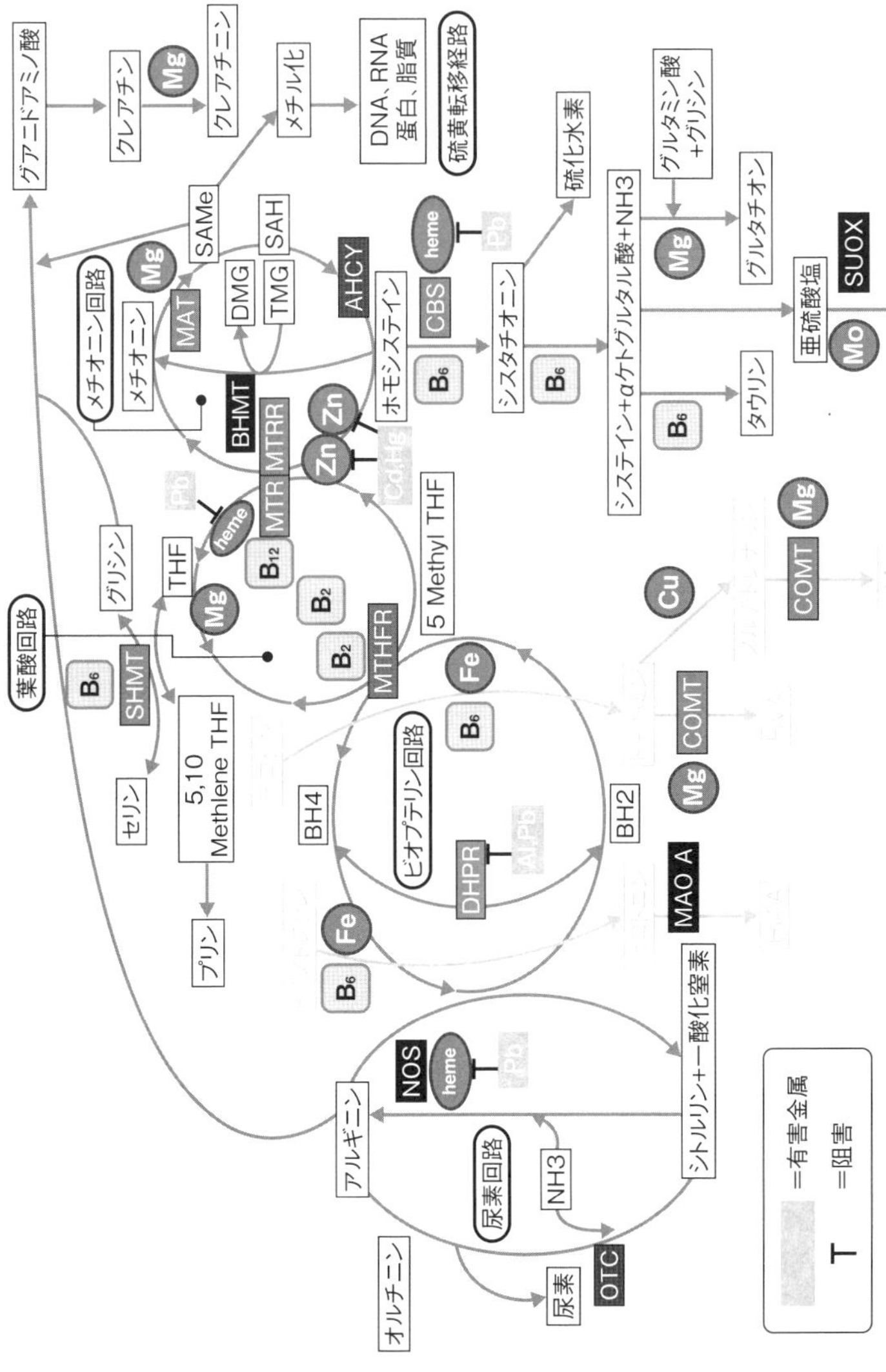

出典：Yasko Methylatioon Pathway
(NNEUROLOGICAL RESEARCH INSTITUTE)

脂質食では特にビタミンCが重要です。冷房を最強にして室温を18℃以下に下げ、睡眠を7時間しっかりとるなど、食事とサプリ以外のことも併せて実践してもらったところ、ビタミンCだけの効果ではありませんが、一週間で7kgも痩せていきました。

POINT

自分には何が足りて、何が足りていないのか。徹底的に向き合ってサプリを調整していこう！

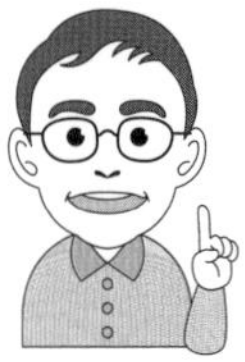

CAUTION!!

ナイアシン & VCフラッシュ

断糖高脂質食に欠かせないナイアシンとビタミンCは、大量摂取すると「フラッシュ」という反応が必ず出ます。ここで臆してやめてしまう人が多いのですが、少し続けてみて下さい。

ナイアシンは、特に肌の赤みや痒み、ピリピリする感じがすると思いますが、これは一時的なものですから心配することはありません。最初から大量に飲むことを控え、徐々に増やして慣らしていくことをおすすめします。

あまりにも不快な場合は、脂質代謝の改善効果はありませんが、ナイアシンアミドから始めて慣れてきたらナイアシンに変えてもいいと思います。僕は現在、ナイアシンを毎日5g程度摂っていますが、もはやフラッシュが起きることは稀です。

また、ビタミンCの大量摂取では、ほとんどの人でお腹がゆるくなります。率直に言えば下痢です。あまりひどい場合は1回の摂取量を減らして回数を増やします。食事の際に調味料として使ったり（魚醤と合わせるとポン酢風になります）、飲み物に入れたりするなどして数時間おきに摂取するといいでしょう。ちなみに、ナイアシンが充足すると、アルコールの欲求も抑えられます。飲み過ぎを自覚しているけどお酒がやめられないという人にもおすすめです。

自分に足りないものは何か？　身体の中を徹底調査

サプリの摂取は必須なのですが、ここで重要なのが、

「自分の体内がどんな状況にあるのか？」
「自分には何が足りず、何が過剰なのか？」

を把握することです。僕も断糖高脂質食を始めたばかりの頃は、エネルギーが代謝される回路に沿って必要なサプリを足していくことばかり考えていました。しかし、

- ＴＣＡ回路
- 尿素回路
- ビオプテリン回路
- 葉酸回路
- メチオニン回路

一般的な血液検査結果

血液 尿

3039901

氏名	ヤマダ タロウ 様
カルテNo.	211780
採取日	'21/ 9/28
受付日／受付No.	'21/ 9/28 304-0600
備考	2021092801 男性
備考	0000211780 38歳

担当医
病棟
診療科

項目名	基準値	単位	結果		
白血球数	3500~9700	/μL	WBC	5770	
赤血球数	M 438~577 F 376~516	×10⁴/μL	RBC	474	
血色素量	M13.6~18.3 F11.2~15.2	g/dL	Hb	15.4	
ヘマトクリット	M40.4~51.9 F34.3~45.2	%	Ht	49.1	
MCV	M 83~101 F 80~101	fL	MCV	104	↑
MCH	M28.2~34.7 F26.4~34.3	pg	MCH	32.5	
MCHC	M31.8~36.4 F31.3~36.1	%	MCHC	31.4	↓
血小板数	14.0~37.9	×10⁴/μL	血小板	39.8	↑
網状赤血球数	0.1~2.6	%	網状		
白血球像 Baso	0.0~2.0	%	B		
Eosino	0.0~7.0	%	E		
Neutro	42.0~74.0	%	N		
Stab	0.0~19.0	%	St		
Seg	27.0~72.0	%	Seg		
Lympho	18.0~50.0	%	L		
Mono	1.0~8.0	%	Mon		
その他1					
その他2					
EBL			EBL		

項目名	基準値	単位	結果
蛋白定性	(−)~(±)		蛋白
糖定性	(−)~(±)		糖
ウロビリノーゲン	(±)		ウロビリノーゲン
ビリルビン	(−)		ビリルビン
比重	1.008~1.034		比重
反応(pH)	4.8~7.5		pH
ケトン体	(−)		ケトン体
潜血反応	(−)		潜血
沈渣 赤血球			赤
白血球			白
扁平上皮			扁平

要追加検査
- B_6、B_{12}、葉酸
- ホモシステイン
- 尿素窒素（BUN）
- フェリチン

オリコスキャンで調べよう!!

完了
2410
報告日 '21/ 9/29
BML 東京営業所 21点

生化学

3039901

氏名	ヤマダ タロウ
カルテNo.	211780
採取日	'21/ 9/28
受付日／受付No.	'21/ 9/28 304-060
備考	2021092801 男性
備考	0000211780 38歳

担当医
病棟
診療科

項目名	基準値	単位	結果	
総蛋白(TP)	6.5~8.2	g/dL	TP	
A/G比	1.30~2.00		A/G	
アルブミン(Alb)	3.7~5.5	g/dL	Alb	
総ビリルビン	0.3~1.2	mg/dL	T-Bil	
直接ビリルビン	0.4以下	mg/dL	D-Bil	
ALP/IFCC	38~113	U/L	ALP/IFCC	
LD(LDH)/IFCC	120~245	U/L	LD/IFCC	
AST(GOT)	10~40	U/L	AST	22
ALT(GPT)	5~45	U/L	ALT	14
γ-GT(γ-GTP)	M 79以下 F 48以下	U/L	γ-GT	51
ALP/JSCC	104~338	U/L	ALP/JSCC	
LD(LDH)/JSCC	120~245	U/L	LD/JSCC	
コリンエステラーゼ	M245~495 F198~452	U/L	Ch-E	
LAP	30~78	U/L	LAP	
CK(CPK)	M 50~230 F 50~210	U/L	CK	
アミラーゼ	39~134	U/L	AMY	
総コレステロール	150~219	mg/dL	T-Cho	168
中性脂肪	50~149	mg/dL	TG	175
HDLコレステロール	M 40~80 F 40~90	mg/dL	HDL-C	52
LDLコレステロール	70~139	mg/dL	LDL-C	84
L/H比	参考値(2.0以下)		L/H比	1.6
尿素窒素(UN)	8.0~20.0	mg/dL	UN	
クレアチニン	M0.65~1.09 F0.46~0.82	mg/dL	CRE	0.65
推算GFR(creat)	参考値(60以上)	mL/min/1.73m²	e-GFR	109.4
尿酸	M3.6~7.0 F2.7~7.0	mg/dL	UA	9.4
ナトリウム(Na)	135~145	mEq/L	Na	
カリウム(K)	3.5~5.0	mEq/L	K	
クロール(Cl)	98~108	mEq/L	Cl	
カルシウム(Ca)	8.6~10.2	mg/dL	Ca	
無機リン(IP)	2.5~4.5	mg/dL	IP	
マグネシウム(Mg)	1.7~2.6	mg/dL	Mg	
鉄(Fe)	M 60~210 F 50~170	μg/dL	Fe	
CRP	0.30以下	mg/dL	CRP	
RF定量	15以下	IU/mL	RF定量	
ASO定量	240以下	IU/mL	ASO定量	
血糖	(空腹時)70~109	mg/dL	BS	80
HbA1c(NGSP)	4.6~6.2	%	A1C	4.7

完了
報告日 '21/ 9/29
BML 東京営業所 158点

寒冷負荷が脂肪燃焼につながる

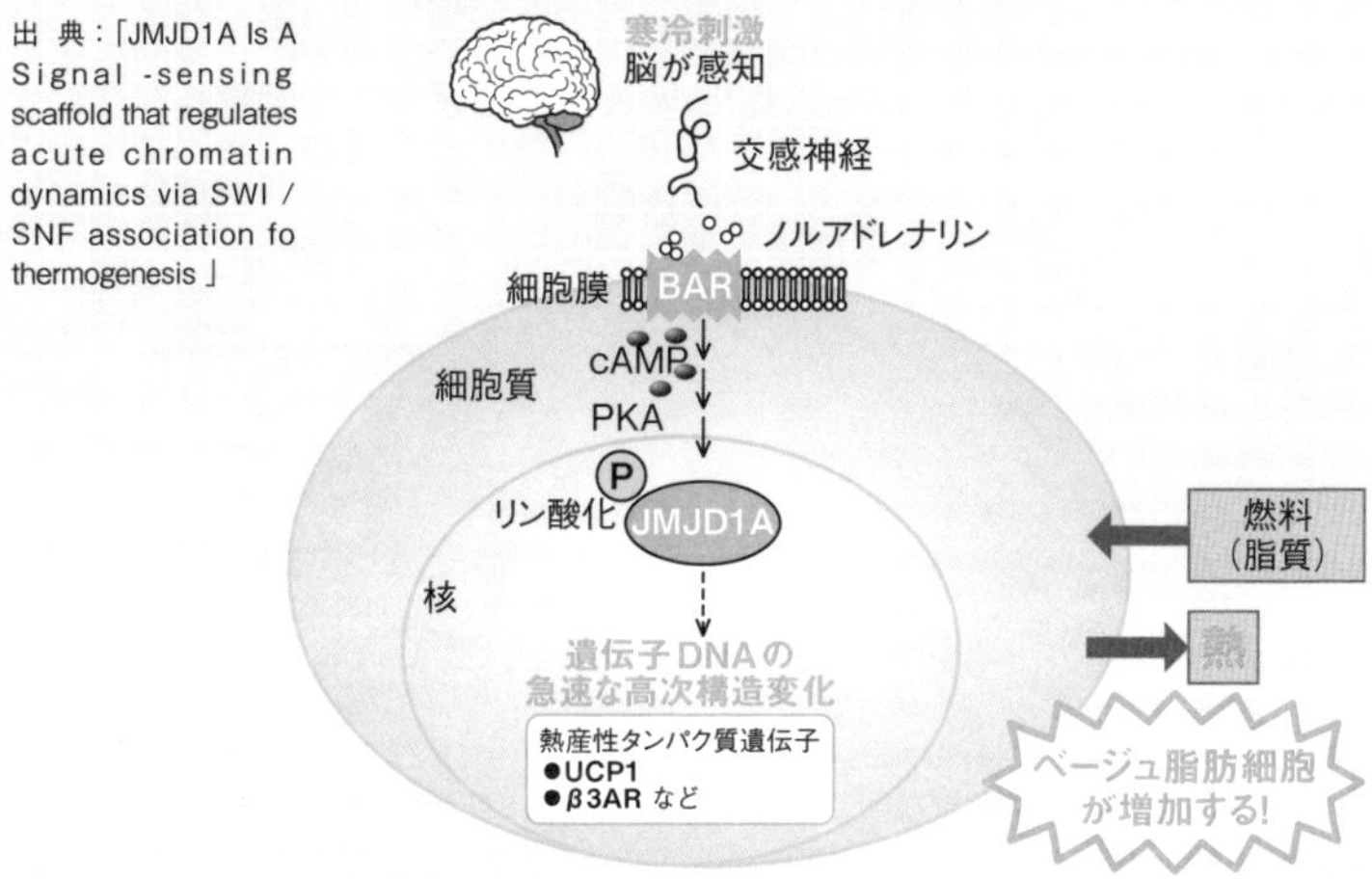

出 典：「JMJD1A Is A Signal -sensing scaffold that regulates acute chromatin dynamics via SWI / SNF association fo thermogenesis 」

●硫黄転移経路

はP58の図が表すとおり相互に歯車のように絡みあっているので、不足する栄養素を大量に入れるやり方は間違っている。**不足する栄養素を過度に摂取すれば別の回路や酵素が亢進してしまい、新しい問題の発生を招くことがあるからです。**

全体最適化を図るため、回路を全体として調整していくことが極めて重要になります。はじめにいくつかの検査を受けて数値として把握すると、あらゆる手がかりになります。

現時点で、僕が必須だと考える検査は

最低限この2種です。

- **血液検査（※通常検査に追加自費検査が必要）**
- **オリゴスキャン**

最初にこれらの検査をやっておくことで、栄養の過不足がある程度分かりますから、それを元にサプリを組み立てるのです。

余力のある人は遺伝子多型検査を受けてみるのもいいでしょう。

寒冷負荷とも関係するアドレナリン受容体β3ARやUCP1の遺伝子型は肥満に関連します。

僕の両親はともに肥満変異型でしたが、**実は遺伝子変異の影響は3割ほど。**むしろ7割は自身の生活習慣によるエピゲノムの影響です。また、遺伝子検査にはいわゆるPFCバランスにのっとった「食事アドバイス」が付属していて、それを売りにしているジムなども多いのですが、断糖高脂質食に対応しているはずもないので、僕にと

著者の実際の検査結果

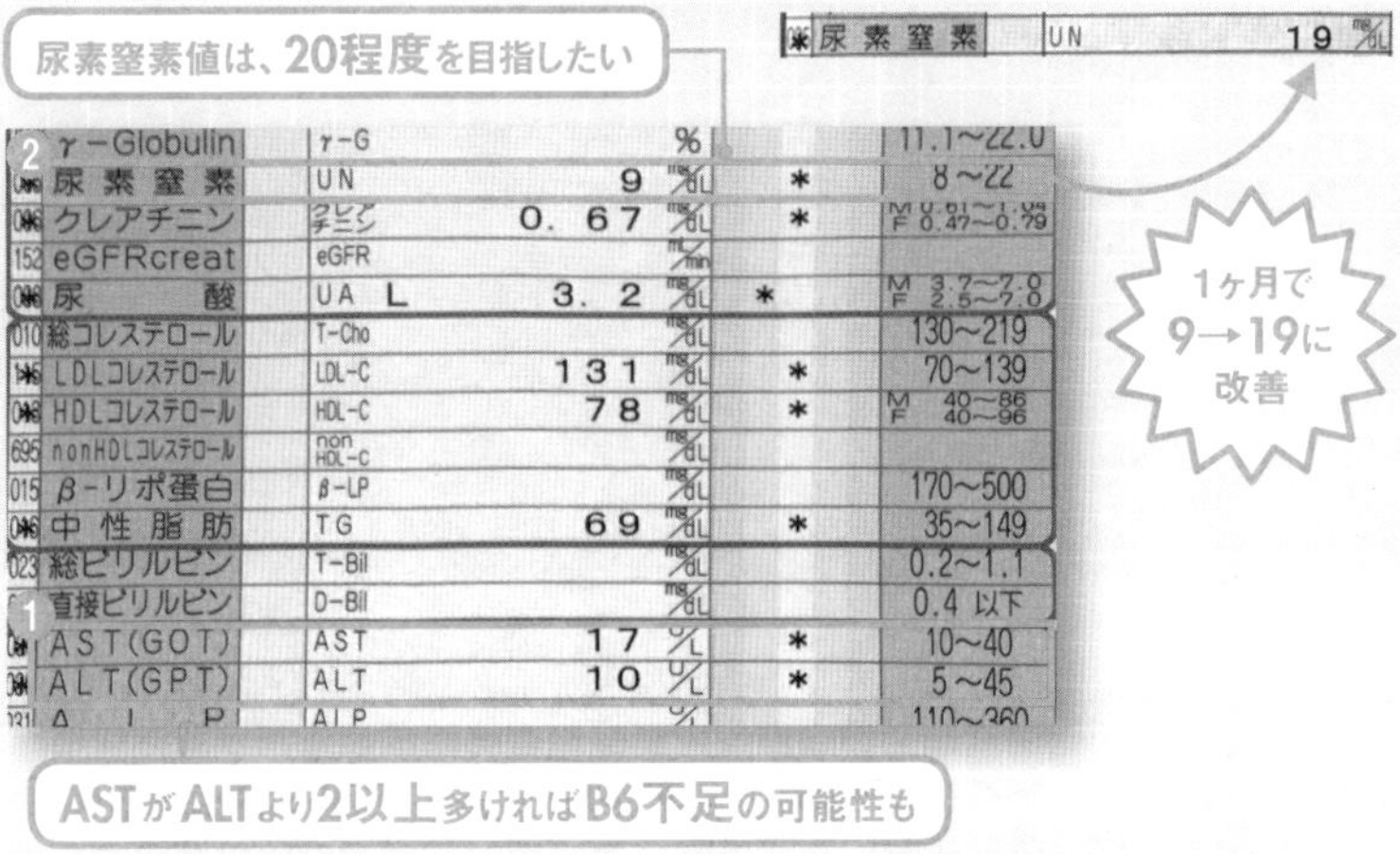

γ－Globulin	γ-G		%		11.1～22.0
尿素窒素	UN	9	mg/dL	*	8～22
クレアチニン	クレアチニン	0.67	mg/dL	*	M 0.61～1.04 F 0.47～0.79
eGFRcreat	eGFR		mL/min		
尿酸	UA L	3.2	mg/dL	*	M 3.7～7.0 F 2.5～7.0
総コレステロール	T-Cho		mg/dL		130～219
LDLコレステロール	LDL-C	131	mg/dL	*	70～139
HDLコレステロール	HDL-C	78	mg/dL	*	M 40～86 F 40～96
nonHDLコレステロール	non HDL-C		mg/dL		
β－リポ蛋白	β-LP		mg/dL		170～500
中性脂肪	TG	69	mg/dL	*	35～149
総ビリルビン	T-Bil		mg/dL		0.2～1.1
直接ビリルビン	D-Bil		mg/dL		0.4 以下
AST(GOT)	AST	17	U/L	*	10～40
ALT(GPT)	ALT	10	U/L	*	5～45
A L P	ALP		U/L		110～360

尿素窒素値は、20程度を目指したい
尿素窒素 UN 19 mg/dL
1ヶ月で 9→19に 改善
ASTがALTより2以上多ければB6不足の可能性も

ってはまったく意味がありません。64ページにβ3ARとUCP1の簡単な図を載せていますが、脂質代謝の補酵素を多めに摂取して、寒冷負荷でベージュ脂肪細胞を増やすまでです。（P108参照）

血液検査で分かる！ビタミンB_6、フェリチン（鉄）、タンパク質

「血液検査」で特に注目して欲しいのは、❶「AST／ALT」（逸脱酵素）、❷「BUN」（尿素窒素）、❸フェリチン（鉄）の数値です。

❶ASTとALTの差が大きければ、ビタミンB_6が不足している可能性が高い。

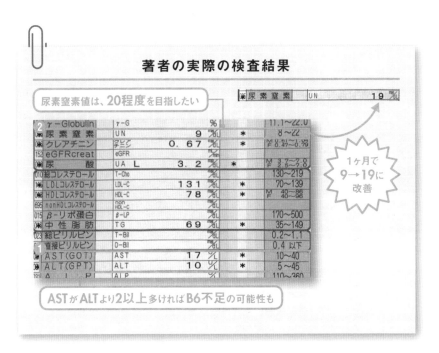

ビタミンB_6は、エネルギー代謝のあらゆる段階で必要になる（P59「メチレーション回路」参照）上に、脳内ホルモンにも影響するため、これが不足するとメンタルの安定に必要なセロトニンやメラトニンが作られず、疲労感や集中力の欠如、睡眠の質の低下につながります。

②タンパク質の代謝産物である「BUN」（尿素窒素）の数値が20を下回っている場合も、ビタミンB_6が不足し、タンパク質の代謝ができていない可能性があることが分かります。また、**そもそもタンパク質が不足しているとサプリを吸収する力が落ちてしまうので、どんなにサプリを飲んでも意味がなくなってしまうことも。**「サプリを摂取すると吐き気をもよおす」という人も、タンパク質が不足していることが多いと思われます。断糖高脂質食では、脂質と同じくらいタンパク質の代謝が非常に重要だということをお忘れなく。**タンパク質が不足しているからといって「肉を食べろ」ということではありません。肉を食べていてもタンパク質の代謝ができていないということです。**プロテインを飲むのではなくB_6などタンパク質代謝に必用な補酵素を増量することが必要かもしれません。

サプリを飲むより先に体内の炎症をなくそう

❸「フェリチン」（鉄）は、現代の日本人、特に女性にとって重要で、鉄が不足するとあらゆる不調として身体に現れます。例えば、**疲労や冷え性**ですが、その原因が鉄欠乏だと気がつかないことも多い。一般的な血液検査では、貧血はヘモグロビン（血色素量）値で診断されますが、**ヘモグロビン値が正常でも、フェリチン検査をしてみたら実は鉄欠乏だったというケースはフォロワーさんなどにも散見されます。**

また、鉄も炎症と深い関係にあり、口内炎や脂肪肝、リウマチなど、体内に炎症があると血中の鉄が活性酸素を発生させることで炎症を悪化させ、ヘプシジンというタンパク質が鉄の代謝を調節してしまいます。そうするとどんなにキレート鉄サプリを摂ったとしても意味がない。この場合は、**サプリの摂取よりも炎症を先に治す必要があります。**

また鉄は酸化剤であり細菌毒性を加速させることもあるので、摂取は慎重にする必要があります。その場合、鉄の吸収を調節するラクトフェリンなどが必要です。

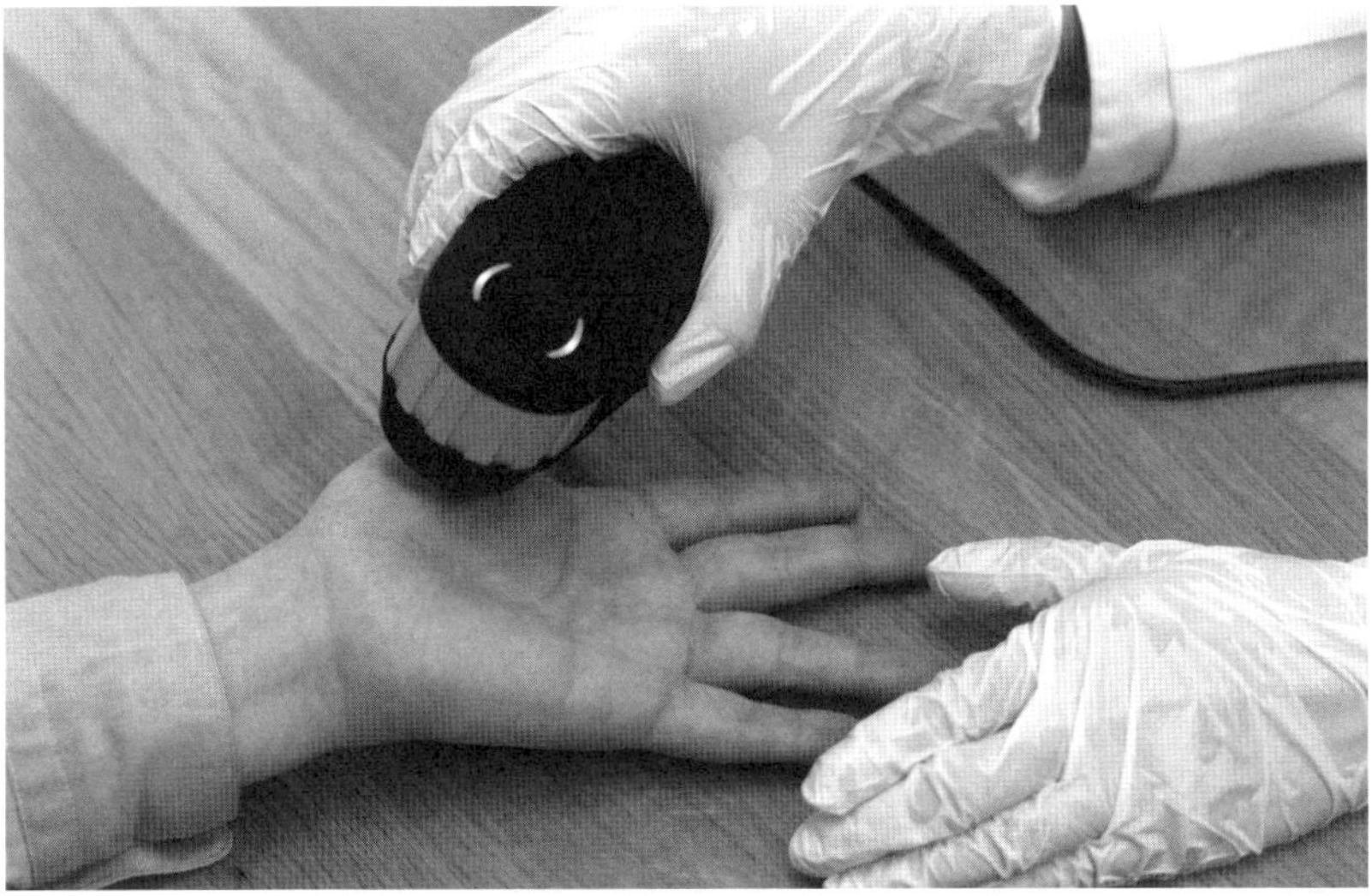

ミネラル検査といえば、これまで髪の毛や爪を研究機関に送る方法が一般的でした。即時性という意味でもオリゴスキャンは画期的。

オリゴスキャンで分かる ミネラル&有害金属

栄養素について調べるうちに、ミネラルの欠乏はもちろん、金属が代謝、健康に与える甚大な影響についても分かってきました。ビタミン摂取をはじめ、**身体にいいと思って口にする玄米に実はカドミウムなどの有害な金属が含まれていたり、歯の詰め物からも金属が体内に流れ出していたり。**回路を阻害し（P59「メチレーション」回路参照）、炎症の原因にもなる。それらを簡単に調べられないか？　そう思って探している中で、オリゴスキャンの存在を知りました。

「オリゴスキャン」は、体内の必須ミネラル20種と有害金属14元素を瞬時に測定できるという非常に画期的なものです。検査は簡単で、手のひらの4か所を特殊な光でスキャンするだけ。組織や血管の壁に沈着している各ミネラル特有の波長を特定し、定量測定します。

痛みもなく、わずか3分ほどで解析結果が表示される手軽さから、僕は数か月おきにこれまで4回受けていますが、その都度とても興味深い結果が出ています。

初めて受けた際の測定結果は衝撃的なものでした。**多くのミネラルは欠乏判定。有害金属もアルミニウムやカドミウムなど多くが高い値を示し、トータルの毒性に関して「要注意」という判定が下されました。**

まさかこんな落とし穴があったとは！　これだけサプリを細かく吟味しながら飲んできて、結果が伴っていないことにショックを受けました。

著者のオリゴスキャン結果（主要ミネラル、有害金属の抜粋）

OligoScanミネラル測定結果レポート

Before

		結果	標準範囲	
カルシウム	Ca	469.0	279.0	598.0
マグネシウム		28.3	30.5	75.7
銅		9.3	11.0	28.0
亜鉛	Zn	100.6	125.0	155.0
鉄	Fe	9.8	5.0	15.0
ケイ素		11.6	15.0	31.0
リチウム	Li	0.081	0.052	0.120

かなり不足 - 不足 - 標準範囲- OK 標準範囲+ 高値+ 過剰++

After

		結果	標準範囲	
カルシウム	Ca	519.0	279.0	598.0
マグネシウム	Mg	35.2	30.5	75.7
銅		10.3	11.0	28.0
亜鉛		121.1	125.0	155.0
鉄	Fe	13.0	5.0	15.0
ケイ素	Si	16.1	15.0	31.0
リチウム	Li	0.084	0.052	0.120

かなり不足 - 不足 - 標準範囲- OK 標準範囲+ 高値+ 過剰++

OligoScan有害金属レポート

Before

		結果
アルミニウム		0.01367
ヒ素		0.00520
カドミウム		0.01426
水銀		0.00842

標準範囲 高値 - 高値 + 過剰

有害金属毒性

トータル毒性

要注意 74%

After

		結果
アルミニウム		0.01132
ヒ素	As	0.00414
カドミウム		0.00998
水銀		0.00740

標準範囲 高値 - 高値 + 過剰

有害金属毒性

トータル毒性

良好 62%

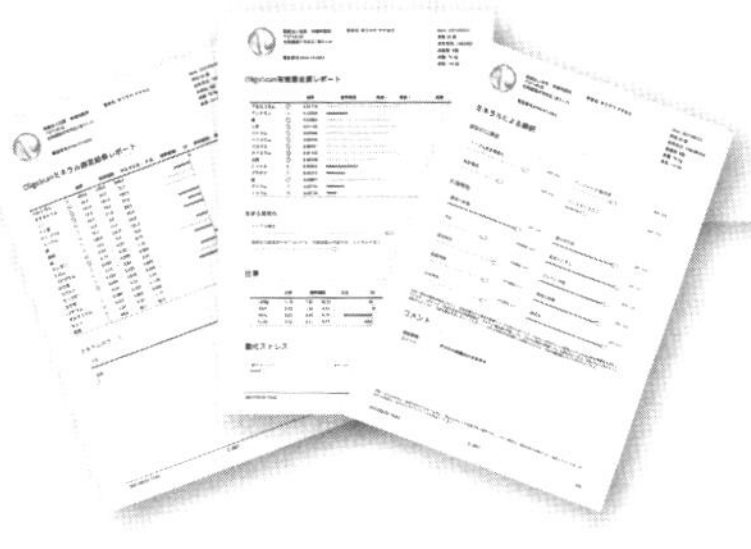

周期表の拮抗関係

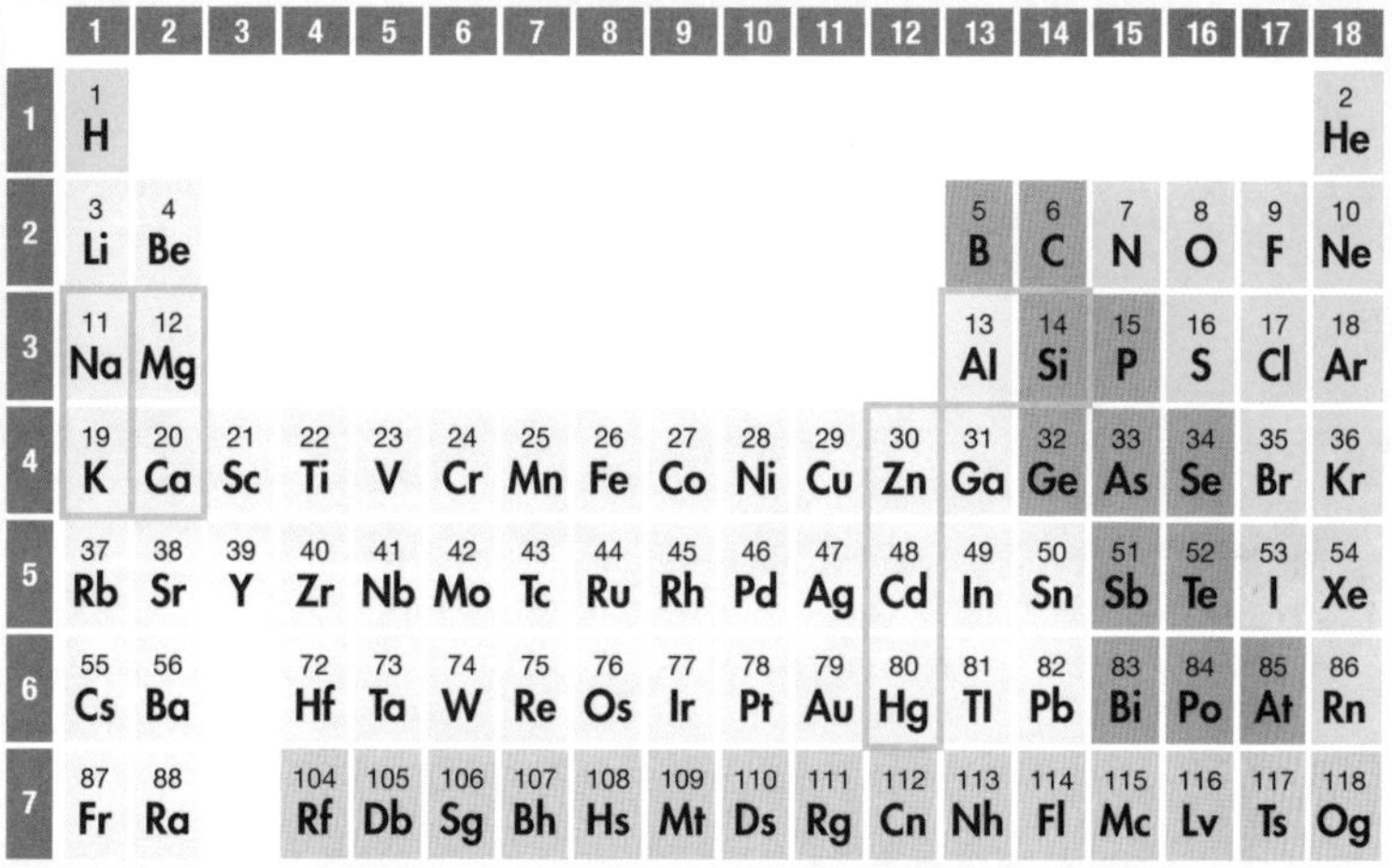

やはり、**長らく糖質や添加物たっぷりの食事を続けてきたツケは大きかった。**どんなにミネラルをサプリで補ったとしても、経口だと吸収率が悪いものもある。だからこそエプソムソルトをお風呂に入れてマグネシウムの経皮吸収も実践し始めたのですが、自分の身体を解明したい！　という闘志がメラメラと湧いてきたのです。

ミネラルは特に亜鉛（Zn）の欠乏が判明しました。また、蓄積が指摘された金属はどれも健康長寿の大敵です。

カドミウム（Cd）に拮抗するミネラル、つまり**摂取することで金属の排出を**

促す栄養素は亜鉛。亜鉛が不足していることでカドミウムや水銀（Hg）が排出されず、代謝が阻害されていることが可視化されたのです。

周期表で縦の元素は互いに拮抗的に働きます。#金森式ではおなじみのマグネシウム（Mg）とカルシウム（Ca）やナトリウム（Na）とカリウム（K）もそうです。また、ケイ素（Si）はアルミニウム（Al）に置き換わるため、アルミニウムの排出には隣り合うケイ素が重要になります。

オリゴスキャンで得た拮抗関係、輸送体競合関係のデータをもとに、僕はサプリのバランスを見直しました。それまであまり力を入れていなかった、「解毒」にも着手したわけです。

クロレラから泥まで。驚きの解毒サプリ

亜鉛は吐き気を伴うことが多く苦手意識を持っていましたが、3か月半かけて少しずつ慣らしていきました。また、**解毒対策としてグルタチオン、吸着効果を期待して**

ベントナイト（粘土）、八重山クロレラを追加しました。

初回から1か月空けて再び検査を受けてみましたが、さほど結果に変化はありませんでした。しかしその後、**3か月半ぶりに測定したところ、劇的に改善していたのです！**　まず「かなり不足」していた亜鉛が「標準範囲」に。「不足」していたマグネシウム、ケイ素、クロムも「標準範囲」に改善。それでもバランスはまだ「欠乏」で要注意とのこと。サプリの効果が一朝一夕では現れないことを痛感しました。

サプリの見直しは、ミネラルに比べて有害金属の面で大きな効果が現れていました。アルミニウムやカドミウムは依然として高値にあったものの、ヒ素やベリリウムが「標準範囲」まで下がり、トータルの毒性判定が「良好」に変化していたのです。

現状を正確に把握すれば、それに対して有効な対策を打つことができます。食生活やサプリの効果を数値で理解する。これは、僕にとって大きな指針になりました。

有害金属はサプリや代謝を阻害します（P59「メチレーション回路」参照）。これまでは〝足りていないものを足す〟ことに邁進していましたが、グルタチオン、ベントナイト、八重山クロレラといった解毒系を毎日のルーティーンに加え始めてから、大きく意識が変わりました。

「不要なものを引く＝排出させる」こと、すなわち体内を可能な限りクリーンな状態に保つことで、断糖高脂質食やサプリがより機能するのを実感したのです。

皆さんがもっとも耳慣れないであろう**ベントナイトは、カビ毒、ヒ素、鉛、カドミウム、放射線物質を吸着する力がある粘土です。**日本では土木工事用防水材として知られていますが、欧米や東南アジアでは食用、飲用として食料品店で販売されています。ドロッとした無味無臭の灰色の粘土を水に溶かして飲むのですが、水が少ないと胃腸で固まってしまう恐れがあるため、僕は起床後すぐの空腹時にたっぷりの水で飲むようにしています。

「脂《あぶら》を食べろ！」の次は**「粘土を飲んで解毒しろ！」**……。また僕が珍妙なことを言い出したと思う人もいるかもしれませんが、効果に関する論文は多数出ていますし、Twitterでも紹介していますので、ぜひ確認して欲しい。

農耕が始まる前の旧石器人たちがいかにして生き延びてきたかを深く考察すればするほど、現代人がいかに不自然な環境で生きているか、分かります。極度の肥満やアルツハイマー病、がんといった**〝現代になって急増した病気〟**がそうした不自然な環境といかに密接かも、どんどん科学的に解明されているからです。

旧石器時代と現代の環境の違いを認識し、本来ヒトに備わっている機能を呼び戻すこと。僕の主張は一貫しています。そのためのサプリ攻略なのです。

それには人類学的なアプローチが欠かせません。**粘土を食すことも、実は「土食文化」といって世界各地で伝統的に行われてきたもの。**ネイティブアメリカンの食事からフランス料理、漢方まで、ミネラルを摂取する目的や、薬用として土はずっと食べられてきたのです。

何より、野生動物もエサを土と一緒に食べることで、消化を助け、栄養摂取と解毒を同時に叶えていると考えられています。恐らく太古の人類は、そうした動物の習性を学んでいたのではないでしょうか。

定番から解毒まで丸わかり！
押さえておきたいサプリ一覧

ビタミン類

脂質代謝を促進し、エネルギー回路をスムーズに回していくのに必須なのが、ビタミン類です。中でもナイアシン、ビタミンB群、ビタミンCは欠かせません。

ナイアシン

脂質、タンパク質、糖質とすべての栄養素からエネルギーに変換していく過程で欠かせないもの。皮膚、粘膜の炎症や神経症状を防ぐ効果も。摂取量によってフラッシュが起こる。

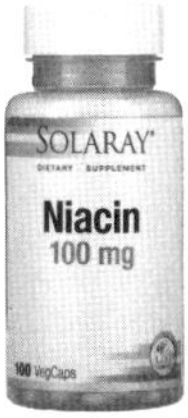

ビタミンB群
（B_2、B_6、B_{12}、葉酸）

ビタミンB_1、B_2、B_6、B_{12}、葉酸、ビオチンなど、エネルギー生成、健康的な代謝の維持に必要なB群は、「B-50」「B-100」に包括。そこにB_6を単体でプラスしても◎

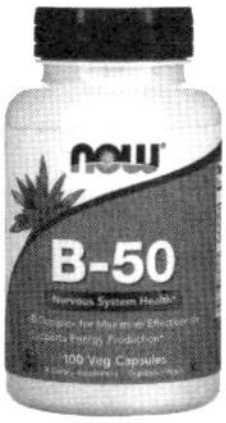

ビタミンC

カルニチンの生合成に必要なビタミンCも、総合的な健康のサポートに欠かせない。錠剤と合わせて、粉末のアスコルビン酸を食事や飲み物に入れて大量摂取を心がけたい。

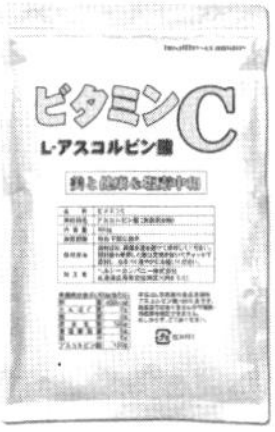

ビタミンA

主要な成分であるレチノールには、眼や皮膚の粘膜を健康に保ち、抵抗力を強める働きがある。ビタミンAが不足すると夜盲症になる恐れがあるが、過剰摂取もNG。脂溶性。

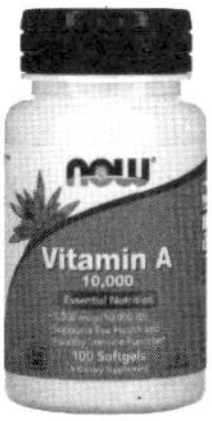

ビタミンD3+K2

ビタミンDは、紫外線によって皮膚で生成されるが、現代人はかなり不足してしまっている。カルシウムの吸収にも必須。D単体で接取するとK不足になるため、D3とK2が入ってるものを。脂溶性。

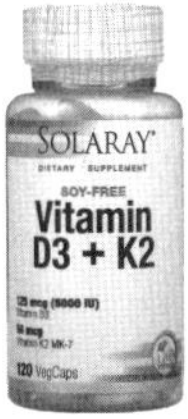

ビタミンE

A、D、Kと同じく脂溶性ビタミンであるビタミンEは、脂質とともに腸管からリンパ管を経由して体内に吸収されるコレステロール、血管などの細胞の酸化を抑制する働きがある。

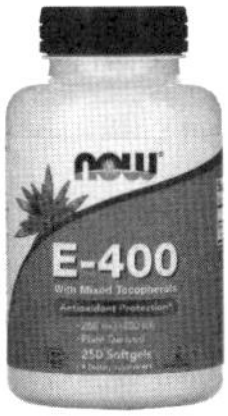

ミネラル類

ビタミンと同じく、エネルギー回路を円滑に回し、神経、筋肉、骨などのサポートにも欠かせないのが、ミネラル類。旧石器人は「骨」を食べることで摂取できていました。

ラクトフェリン

哺乳類の初乳に多く含まれる鉄結合性糖タンパク質。鉄代謝調節因子。生体内で過剰になった遊離鉄を捕捉し周囲の環境から取り除くことで細菌から鉄を奪い去り、抗菌活性能を発揮する。また鉄不足の場合には鉄輸送体として鉄不足を解消する。

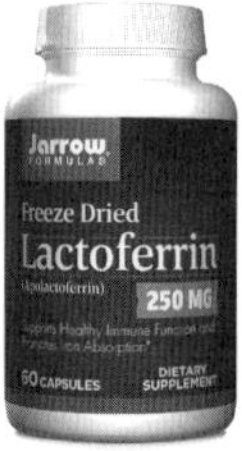

マグネシウム（Mg）

カルシウムには細胞毒性があるがそれと拮抗してCa/Mgバランスを1：1に調整。すべての細胞、特に骨に存在し、酵素代謝の活性化物質としての多くの機能に関与する。ミトコンドリアでのエネルギー生産にも必須。経口摂取に加え、エプソムソルトも。

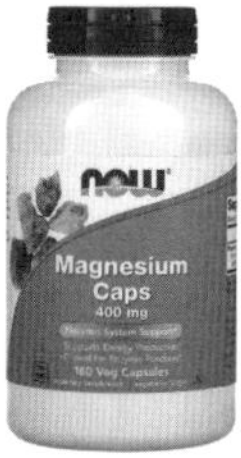

亜鉛（Zn）

約300種類の酵素反応の協同因子として重要なミネラル。酸化還元反応、呼吸、細胞分裂など多くの代謝プロセスで機能する。また、生殖機能、ホルモンの合成、免疫機能などにも不可欠だが、食品での摂取は難しい。亜鉛欠乏性貧血の対策にも。

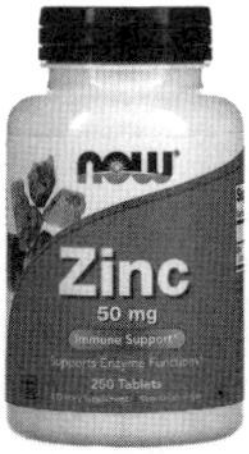

銅（Cu）

約50％が筋と骨、約10％が肝臓に存在し、亜鉛、マンガン、鉄、マグネシウムなど他のミネラルとともに作用する。タンパク質の合成とヘモグロビンに関与して造血に不可欠なミネラルで、銅欠乏性貧血の対策にも有効。

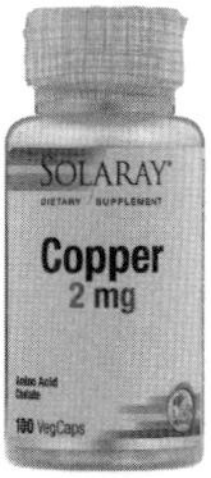

リチウム（トレースミネラルドロップス）

さまざまな酵素、ホルモン、ビタミン、ミネラル、成長因子などの補助因子として重要な働きを担っている。精神や感情を安定させることにも欠かせず、うつ病などの精神疾患、気分・行動障害の治療にも使用されている。リチウムが欠乏するとビタミンB_{12}や葉酸の輸送が滞るため、ビタミン類、特にB類を大量摂取する断糖高脂質食には欠かせない。担当編集者がリチウムをたった小匙1杯飲んだだけで瞬間的にしゃっきりしたとの逸話も。

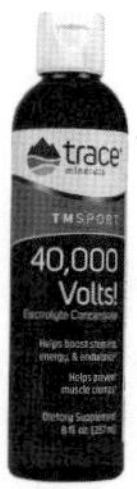

解毒系

アルミニウムなど有毒金属を吸着し、体内から排出するのに役立ってくれるサプリ。即効性は期待できないが、ゆっくり置き換わったり、排出させたりすることができます。

グルタチオン

解毒効果のシステイン、グルタミン酸、グリシンといった3つのアミノ酸で構成されている小さなペプチド分子。ビタミンCとビタミンE、コエンザイムQ10、αリポ酸と作用するため、断糖高脂質食実践者には重要。

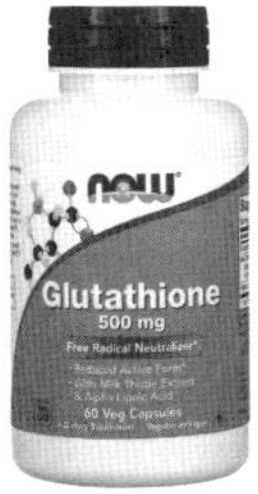

八重山クロレラ

直径3〜8ミクロンという微細な単細胞緑藻。驚異的なスピードで細胞分裂を繰り返し、日本ではあまり研究が進んでいないが、海外では金属抱合して解毒に効果があると認知されている。

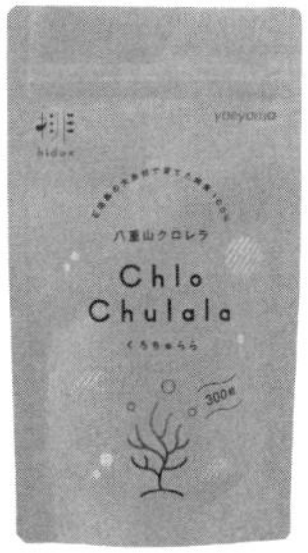

ベントナイト

数百万年から数億年前に噴出した火山灰から生成された膨潤性、粘性、吸着性、有害重金属解毒などの特性を持つ粘土。無味無臭ではあるが、大量の水と共に飲む必要がある。通便にも効果が。

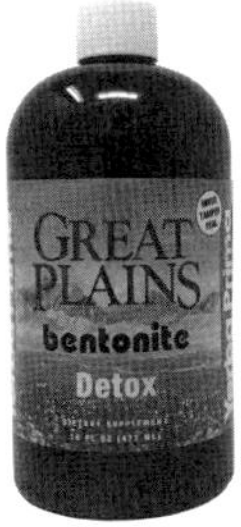

シリカコンプレックス（ケイ素）

皮膚や関節、骨の健康、血管強化などに重要なミネラル。加工食品を多く食していると欠乏することが判明している。ケイ素不足だと、アルツハイマー病の原因のひとつでもあるアルミニウムが蓄積する。

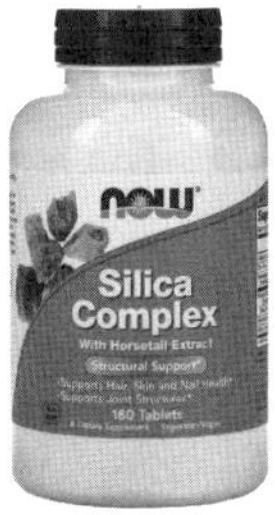

抗酸化系＆ハーブ系

いわゆる「若返り」に効果があると注目されることが多いアミノ酸など抗酸化ネットワークを円滑に回していくためのサプリは、実は天然の解毒剤としても期待ができます。

NAC（N-アセチルステイン）

タンパク質の形成を補助し、グルタチオンの形成にも必須。非必須アミノ酸システインの安定した形態としてサプリ化されているが、コロナ禍で話題になり入手困難になったため見かけたら即買いした方がいい。

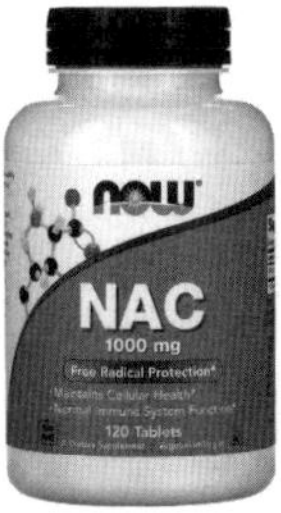

コエンザイムQ10

肉、魚、ナッツなどに含まれる脂溶性の物質でユビキノンとも呼ばれる。体内で合成することもできるビタミン様物質として、ATP回路のエネルギー産生に関与し、ミトコンドリア機能に必須。

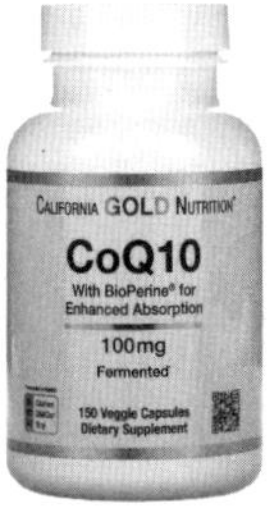

αリポ酸

体内で少量生成され、食品にも含まれるが、水溶性、脂溶性両方の環境で作用することが特徴。グルタチオンの生成に関与する他、ビタミンC、Eを再利用できるため、還元作用を高める。

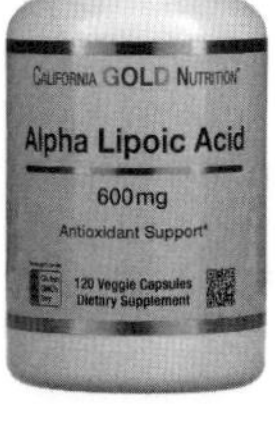

シリマリン（マリアアザミ）

古くから漢方薬として使われてきたマリアアザミの成分。昨今、科学的研究により肝臓の働きをサポートする可能性が高いことが判明し、肝臓が弱くてサプリを多く飲めない人におすすめ。

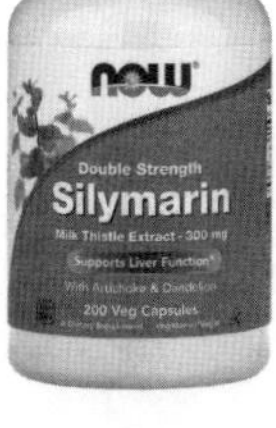

サプリではありませんが、断糖高脂質食に欠かせないのが良質なオイル。サプリ摂取の合間に、飲み物やスープなどに加えることで一日中細かく飲むことが重要です。

MCTオイル

「MCT」とは「Medium Chain Triglyceride」の略称で、中鎖脂肪酸のこと。この中鎖脂肪酸100%のオイルをMCTオイルという。中鎖脂肪酸はココナッツやアブラヤシに代表されるヤシ科植物の種子に含まれる植物成分だが、実は母乳にも含まれている。オリーブオイルなどの植物油、バターなどの動物性油脂といった一般的な油に含まれている長鎖脂肪酸と比べて、中鎖脂肪酸の分子量はその約半分しかない。そのため、消化・吸収が速くエネルギー効率がいい。

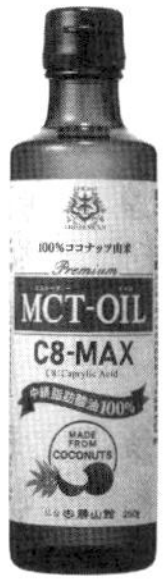

オメガ3（フィッシュオイル）

魚油に含まれるDHAやEPA、植物油に含まれるαリノレン酸などの総称で、必須脂肪酸。血流の改善やコレステロール値の低下、アレルギー抑制など幅広い領域で重要だが、動物性タンパク質を主食とする断糖高脂質食実践者には欠かせない。サプリでは粒が大きく飲みづらいという声が多いため、オイルを推奨している。紅茶などに入れて飲用すると◎。亜麻仁油、シソ油は厳禁。αリノレン酸からEPAへの転換率はわずか10%、DHAに至っては5%以下しか転換されない。オメガ3はかならず動物性で。

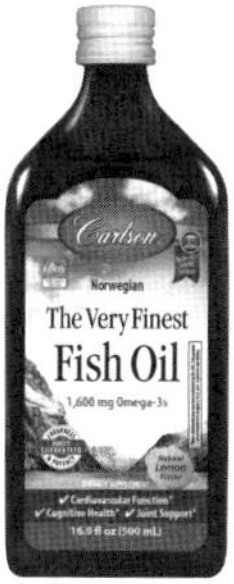

オメガ3（サプリ）

旧石器時代の食事では、オメガ6とオメガ3のバランスが1:1で拮抗していた。しかし現代は食の欧米化によってオメガ3の摂取率が低下し、一方でオメガ6は過剰摂取状態にある。特に外食中心の人に至っては20：1と言われるほど。抗炎症作用のあるオメガ3と、炎症を促進するオメガ6のバランスを拮抗させることで脂肪を効率的に燃焼し、インスリン抵抗性を抑えることにつながる。オメガ3を意識的に摂取することで、オメガ6との均衡を維持したい。

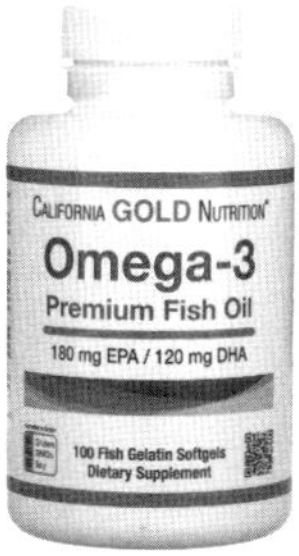

CHAPTER

3

#金森式がはかどる最強ガジェット集

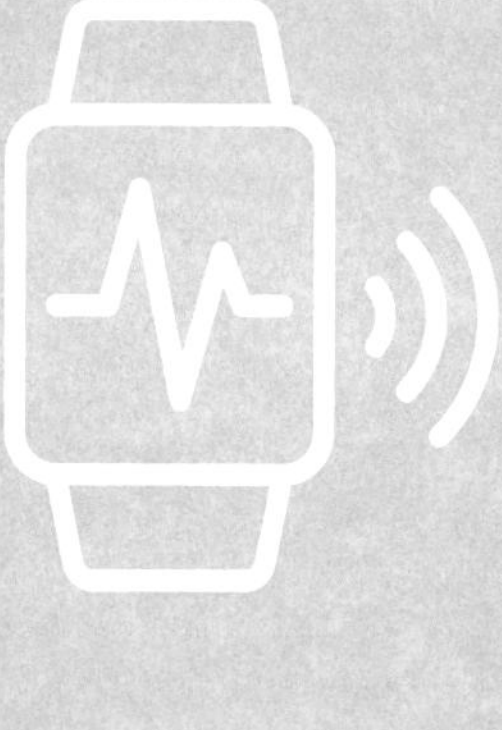

現在地を知り、それを記録し、考察する

身体機能を復元し、長期的に見れば経済的負担すら減り、健康長寿を実現する断糖高脂質食と旧石器時代に倣った生活。僕はこれが現代を生きる最適解であると、信じて実践しています。

とはいえ、人によっては、単調な食生活や効果が実感できずにくじけてしまうケースもしばしば。これはあまりにもったいないと思うのです。

効果を数値化して、もっと楽しくできないだろうか。この三章では、**より視覚的に、#金森式を生活に落とし込めるガジェット、また理論を理解するのに役立つ書籍を紹介したい**と思います。

僕が重要視するガジェットには、大きく分けてふたつの役割があります。

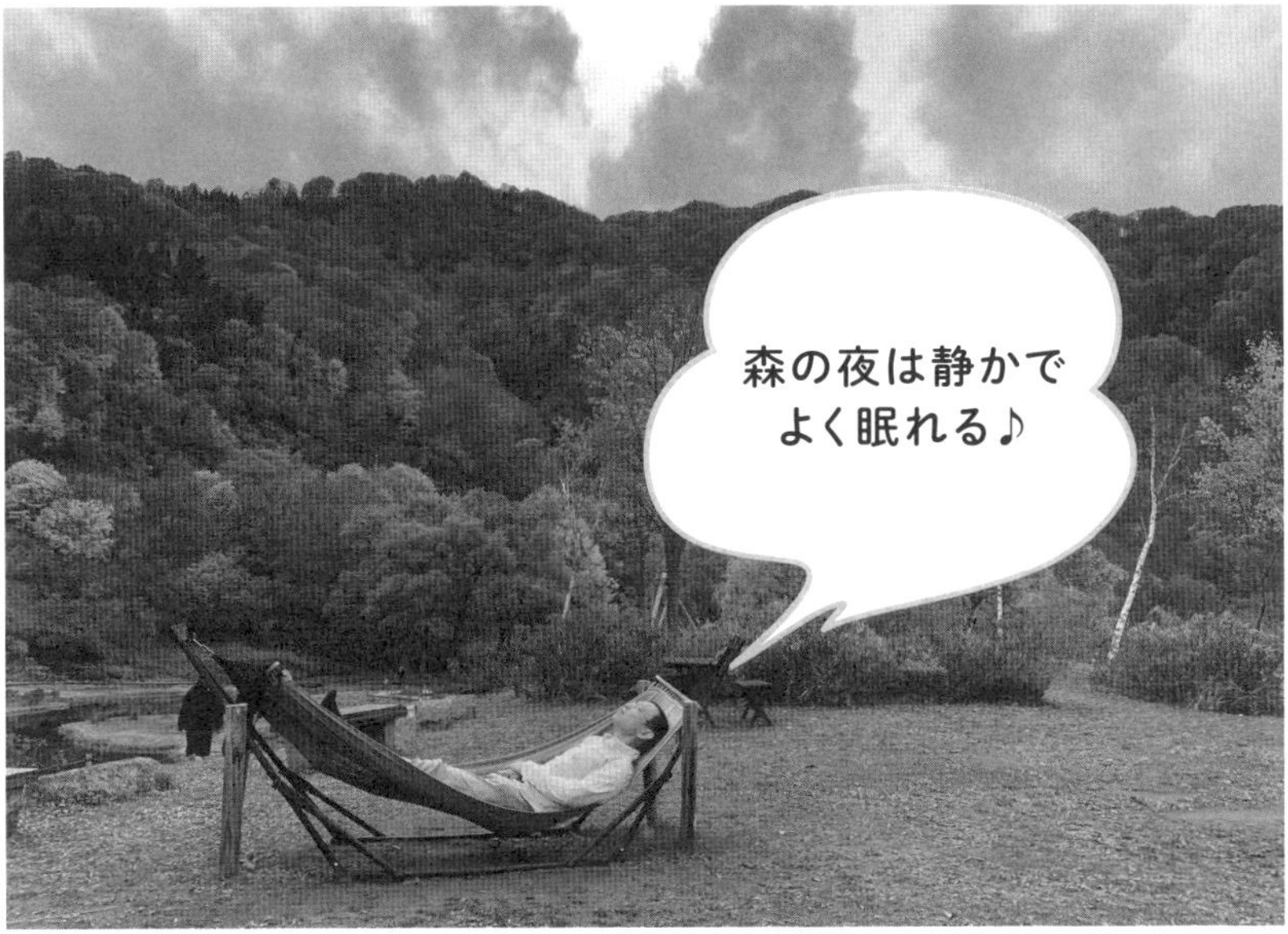
森の夜は静かで
よく眠れる♪

一点は、二章で取り上げた血液検査やオリゴスキャンと同じく、自分の現状を把握し、またそれを簡単に記録できるものであるということ。自分の身体が今どういった状態にあるのか？ それを理解せず闇雲にサプリを摂っても効果は薄い。**日々の記録を振り返り、時系列変化を分析することは、自分の健康状態を考察する第一歩になります。**

二点目は、外出先でも断糖高脂質食をストレスなく実践する手助けになるものです。忙しい現代人の皆さんが少しでも効率的に健康長寿を目指す参考になれば幸いです。

ケトン体が生成されているかを調べる

ケトンメーター

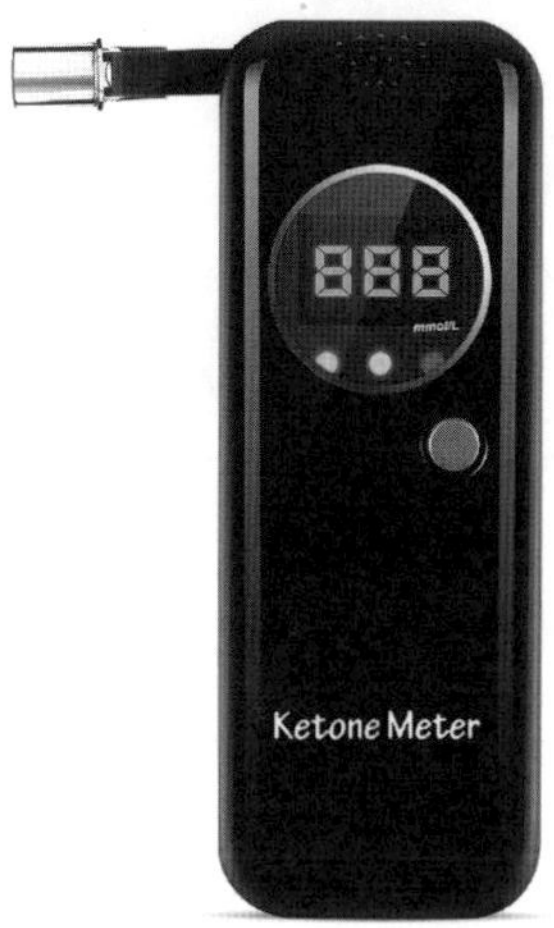

携帯用ケトン呼吸測定器は、６秒間息を吹きかけるだけで結果が表示される。起床後の空腹時に測定するのが肝心で、何度も測ったり食事をすると変動する。断糖高脂質食を確実に行えていれば、数値が最大値である9.95を示すはず。測定前の飲食、特にアルコール摂取は厳禁なので要注意。

血液検査に比べると精度は落ちるが、参考値には十分

糖ではなく、脂をエネルギー源にするために断糖高脂質食を続けると、ケトン体（βヒドロキシ酪酸、アセト酢酸、アセトンの総称）が肝臓で作られ、エネルギー産生経路が変化します。厳格に食事をコントロールしていても、自分が生理的ケトーシスになっているかどうか？　確信が持てないというお悩みが多く寄せられました。

確実に計測したければ、糖尿病の治療でも行われているフリ

ケトンテストストリップス

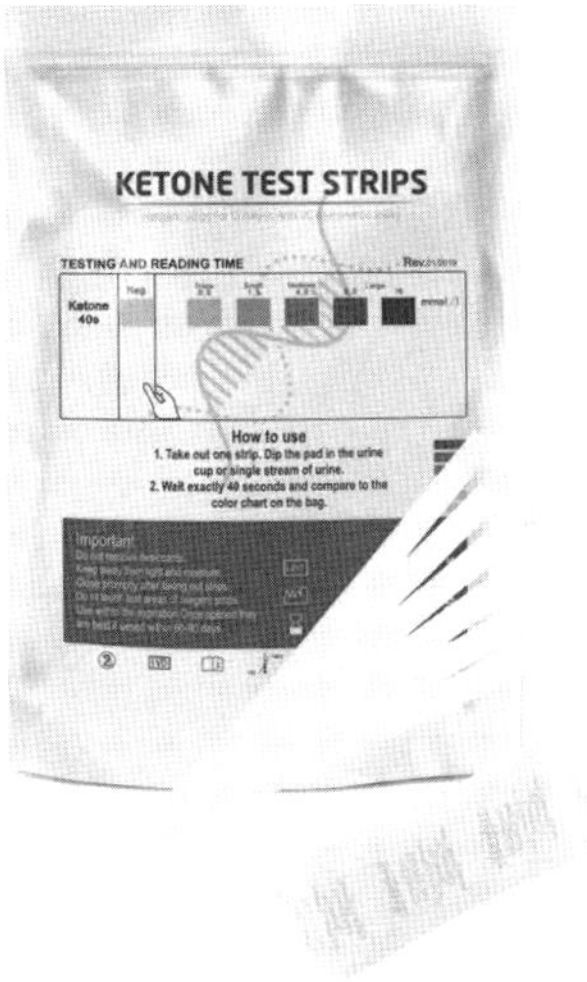

テストエリア（試験紙の先端部分）を尿に浸して15秒ほど待つと、色が変化し、その色によって体内のケトン濃度を調べることができる。４段階〜６段階など、計測できるレンジは商品によって多少バラつきがあるため、なるべく段階の多いものを選ぶべき。

ースタイルプレシジョンネオなど採血によるβＨＢ濃度測定という方法がありますが、毎回採血するのは現実的ではありません。βヒドロキシ酪酸とアセト酢酸が血液中に吸収され他の臓器、組織の細胞で代謝に関与するのに対し、アセトンはエネルギー源にはならず、呼気から排出されます。それを計測するケトンメーターや、主として尿から排出されるアセト酢酸を手軽に計測できるケトスティック類は、Ａｍａｚｏｎなどで簡単に手に入ります。

INTRODUCTION OF GADGETS 2

リアルタイムの血糖値を調べる

フリースタイルリブレ

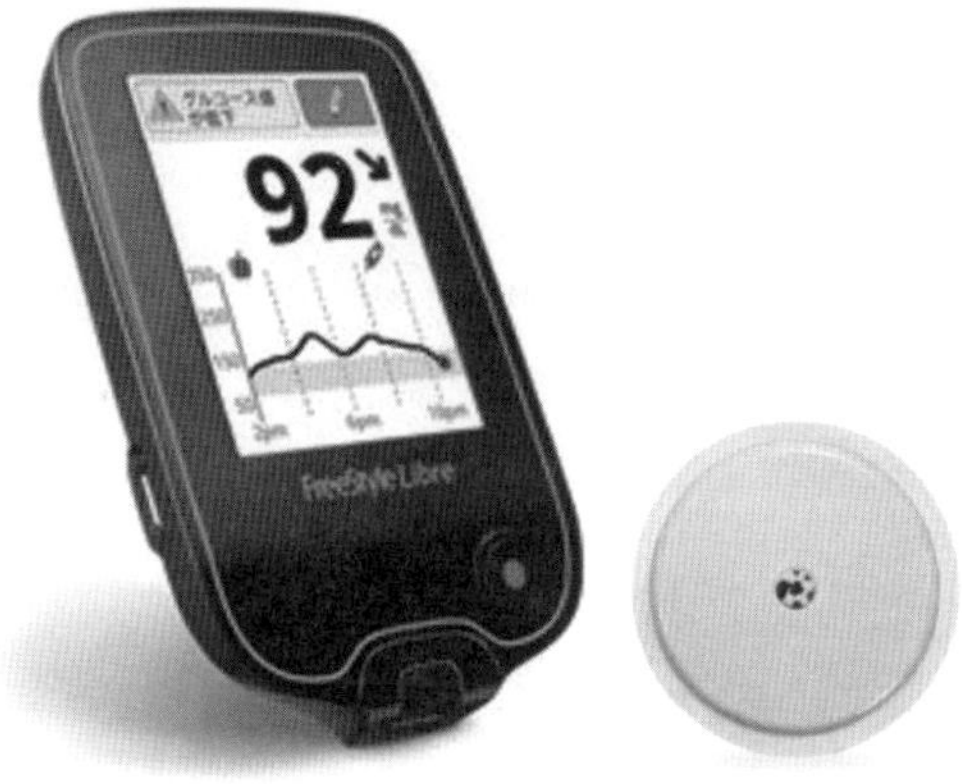

2週間ほどで使い捨てられるパッチ型の耐水性センサーを二の腕の外側に貼り付け、測定する。服の上からでも測定が可能なので便利だ。スマホ型のリーダーが1万円、センサーは1セット7500円程度で購入可能。糖尿病の場合は保険適用で使用できるクリニックもある。

従来の採血タイプに比べてはるかに手軽で簡単！

血糖値といえば、糖尿病の人にとっては死活問題。従来は指先に針を刺して計測していましたが、2017年に継続的に測定できる持続血糖測定機（CGM）が登場しました。それが、この「フリースタイルリブレ」です。二の腕に500円玉ほどのセンサーを装着し、スマホ型のリーダーで読み取ることで、2週間ほどリアルタイムでの血糖値の変化を計測し、集積されたデータをアプリ上でグラフと

フリースタイルリブレLink

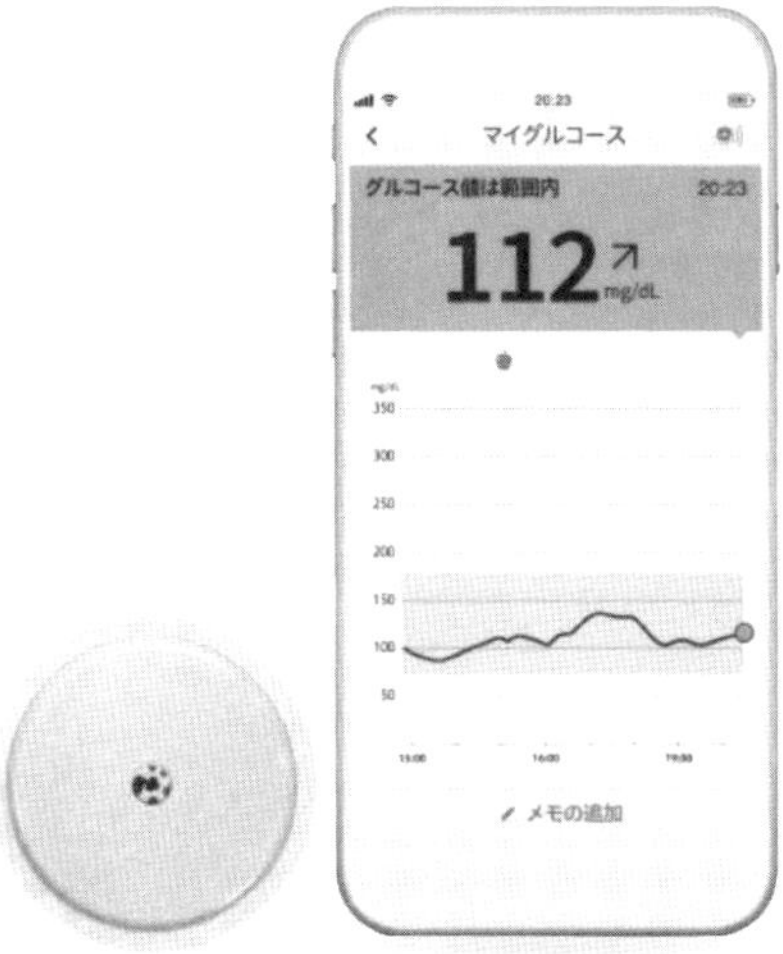

最長2週間にわたって15分ごとにグルコースデータを保存してくれるセンサーの測定情報を、従来型のリーダーではなく、スマホのアプリ「フリースタイルリブレLink」で読み取ることが可能に！　わかりやすくグラフ表示され、データは約90日間保存される。

して描出管理することができます。また２０２１年にはスマートフォンがリーダーになる「フリースタイルリブレＬｉｎｋ」も登場し、さらに便利に。自分が何をどう食べると血糖値がどれだけ上がるのかが可視化されるため、食生活の見直し、また生理的ケトーシスに身体を慣らしていく過程においてとても役立ちます。例えば、「カフェオレを飲んだだけで急激に上がる」など糖質が体内でどう働くかを実感すると、断糖高脂質食へのモチベーションも高まります。

INTRODUCTION OF GADGETS 3

高機能体組成計で体成分を計測

統計的な補正を行わず高精度な測定が可能に

健康長寿を目指すなら、体重よりも骨格筋量、体脂肪率、内臓脂肪レベルを総合的に把握することが重要です。断糖高脂質食を確実に実践できていれば、内臓脂肪が燃えることで体重が落ちても、筋肉量が減ることはありません（ケトン体の筋肉保護機能）。間違った食事で痩せたと喜んでいても、わずかでも糖を摂っていれば解糖系が生きているために糖新生が働き、その材料として筋肉が使われて筋

インボディダイアル（家庭用）

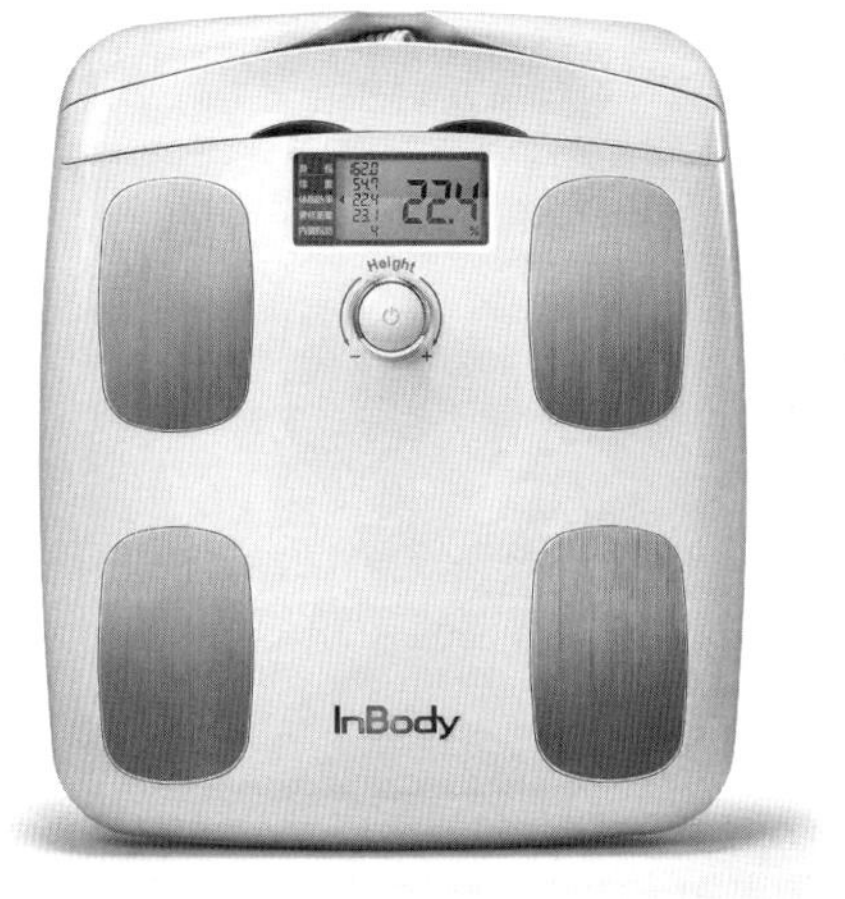

上部にある手電極を持ち上げて裸足で踏み台に乗り、約10秒で測定が終了。身体を両腕・両足・体幹に分けた部位別測定、手指を含めた8点接触というジムなどに設置されている業務用（左写真）と同じ測定技術を使用しているため、家庭でも詳細な測定が可能。

インボディ（連動アプリ）

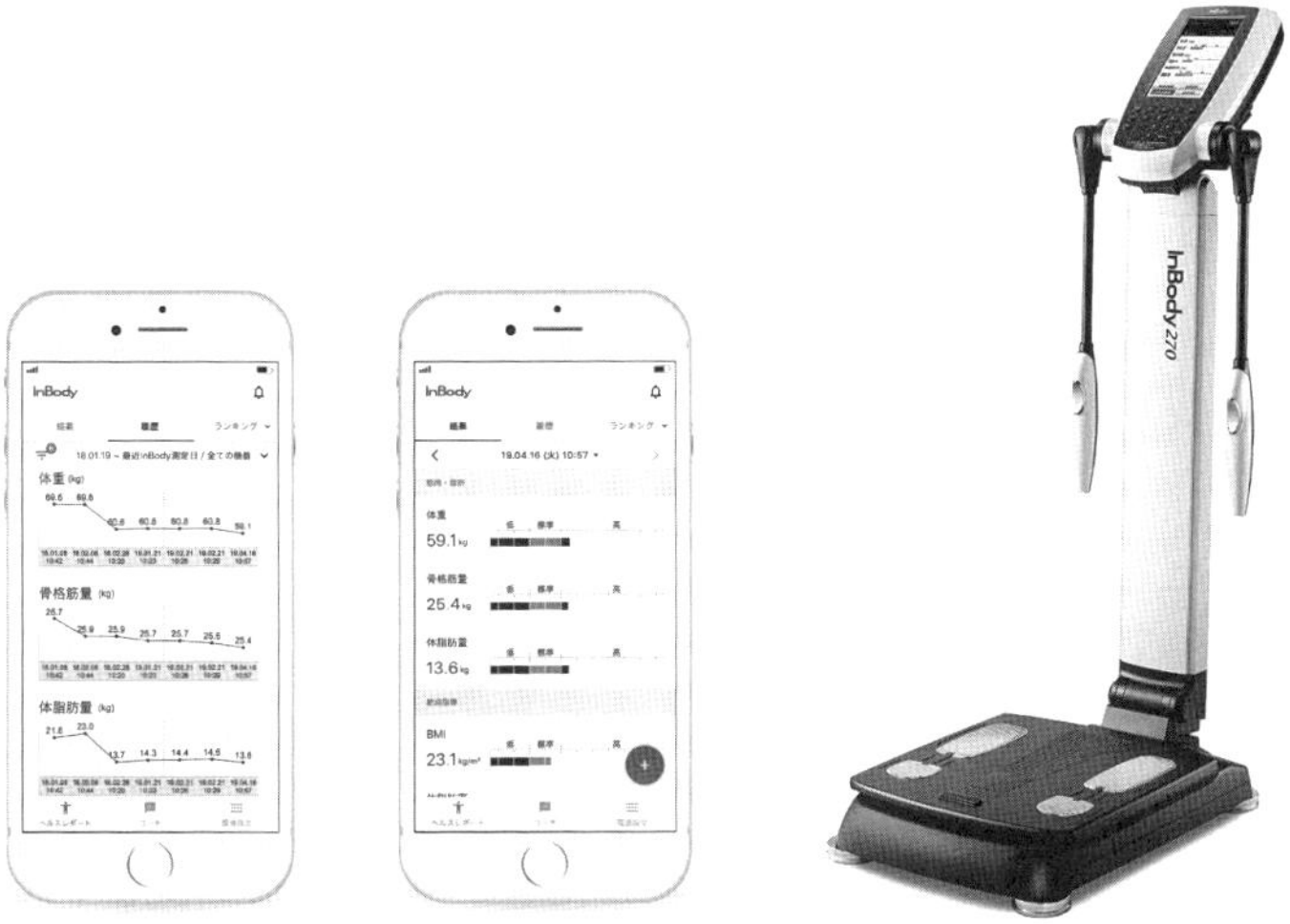

２種類の周波数を利用し、細胞内・外水分を正確に測定することで、体重はもちろん骨格筋量、体脂肪量、体脂肪率、BMI、内臓脂肪レベルを確認できる。アプリを用いれば、直近データを７件まで遡って表示できるため、過去の測定値と簡単に比較できる。

肉量が落ちます。減量できたと思っても、筋肉のほうが脂肪よりも重量があるため、単に筋肉が落ちた、水分が抜けただけの状態であることも多いのです。身長以外に性別と年齢を入力する多くの家庭用体組成計は、性別と年齢による統計的な情報を元に測定値の補正を行っています。インボディでは身長と体重、実測したインピーダンス（電流の流れにくさを数値化したもの）に基づいて体成分を算出するため、わずかな変化も感知してくれます。

INTRODUCTION OF GADGETS 4

心拍数・血中酸素で睡眠の質を記録する

Mi スマートバンド6

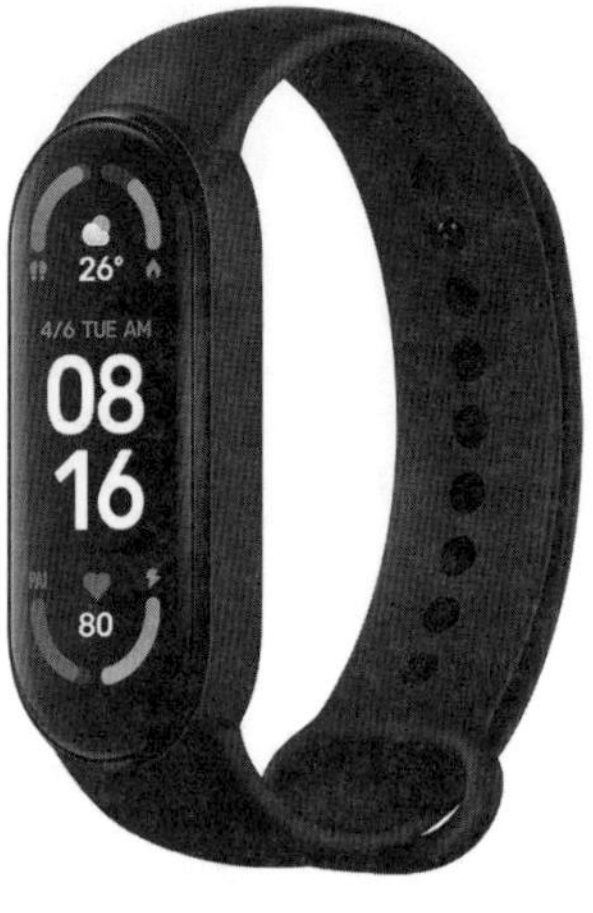

装着している間、いつでもどこでも人体の呼吸サイクルの重要なパラメータである血中酸素レベル、心拍数を測定できる。夜間も心拍数の変化に基づき睡眠時間、深い睡眠、浅い睡眠、レム睡眠の正確な記録が可能。睡眠の質を計測できる最新モデルがおすすめ。

いつでもどこでも睡眠をモニタリング

ここ数年、僕は脳科学と睡眠科学の奥深さにのめり込んでいます。現代人の食生活、生活習慣、生活環境どれを取っても旧石器時代とは比べ物にならず、特にスマホの出現により五感を刺激する時間は激減しています。五感を刺激しない生活は、何よりも「脳」に悪影響を及ぼし、退化させます。

太陽の光を浴びることで活動を始め、暗闇では活動を抑え休眠する。脳細胞の修復、脳内の

Mi Fit（連動アプリ）

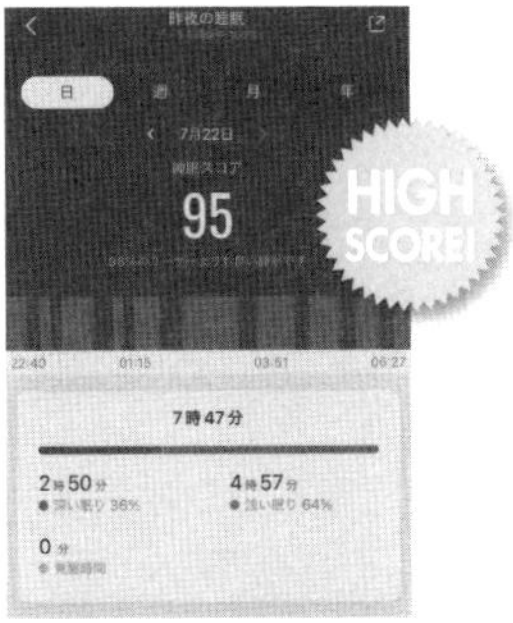

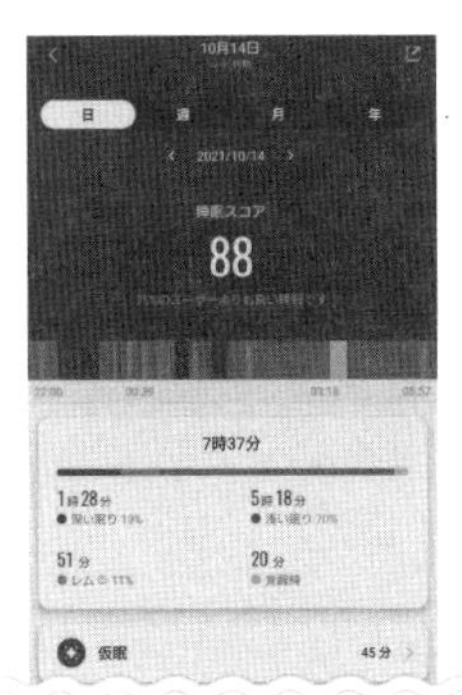

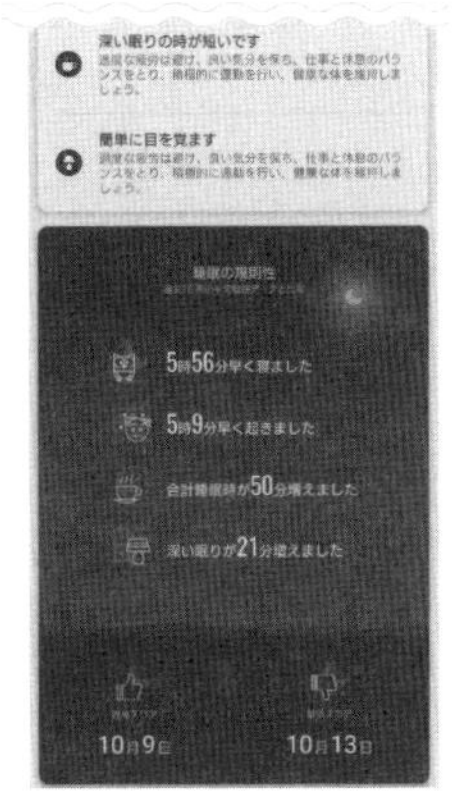

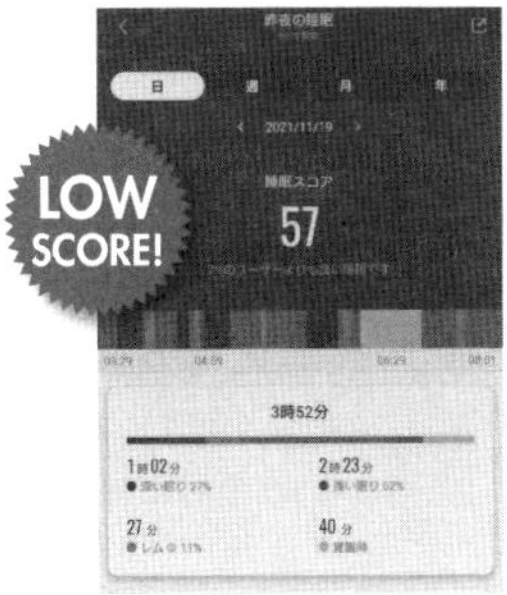

防水機能も高く、睡眠や心拍数など健康に必要なトラッキング機能が満載。出荷台数世界1を誇るウェアラブルバンドブランドゆえ、短いスパンで細かいアップデートが行われているが、安価なので安心。アプリでは睡眠スコア以外に、睡眠の分析、アドバイスなども表示してくれる。

老廃物の除去には7時間以上の睡眠が欠かせませんが、ただ7時間眠ればいいわけではなく、深い睡眠が必要です。

それを意識するためには、睡眠の記録、睡眠の質も測定できるものが役立ちます。このスマートバンドや、より詳細に測定可能なオーラリングがおすすめ。就寝前の数時間は電子機器を触らず、室温は18度前後に冷やし、完全消灯する。頭部を冷却しながら掛け布団、枕なしのうつぶせ寝。これが現在の僕の睡眠最適解です。

INTRODUCTION OF GADGETS 5

サプリ＆オイルを快適に持ち歩く

小分けのパウチで数時間おきに摂取したい

僕は基本的に自宅で過ごすことが多いので、大量のサプリも購入時そのままのボトルで管理しています。外出時でも1時間おきに摂取したいMCTオイルは、小分けのパウチが便利。同じく飲み物に入れたり、外食時の味付けに利用したりする粉末のアスコルビン酸（ビタミンC）だけは、調味料ケースに詰め替えて持ち歩いていますが、リゾートワークに出かける時も、必要なサプリをサプリケースに整理して持って行くので、さほど不便に感じたことはありません。ただ、お勤めをされているフォロワーさんたちは、職場や出先でいかにサプリやMCTオイルを飲み忘れず数時間おきに摂取するか？　それぞれ独自の工夫をされています。

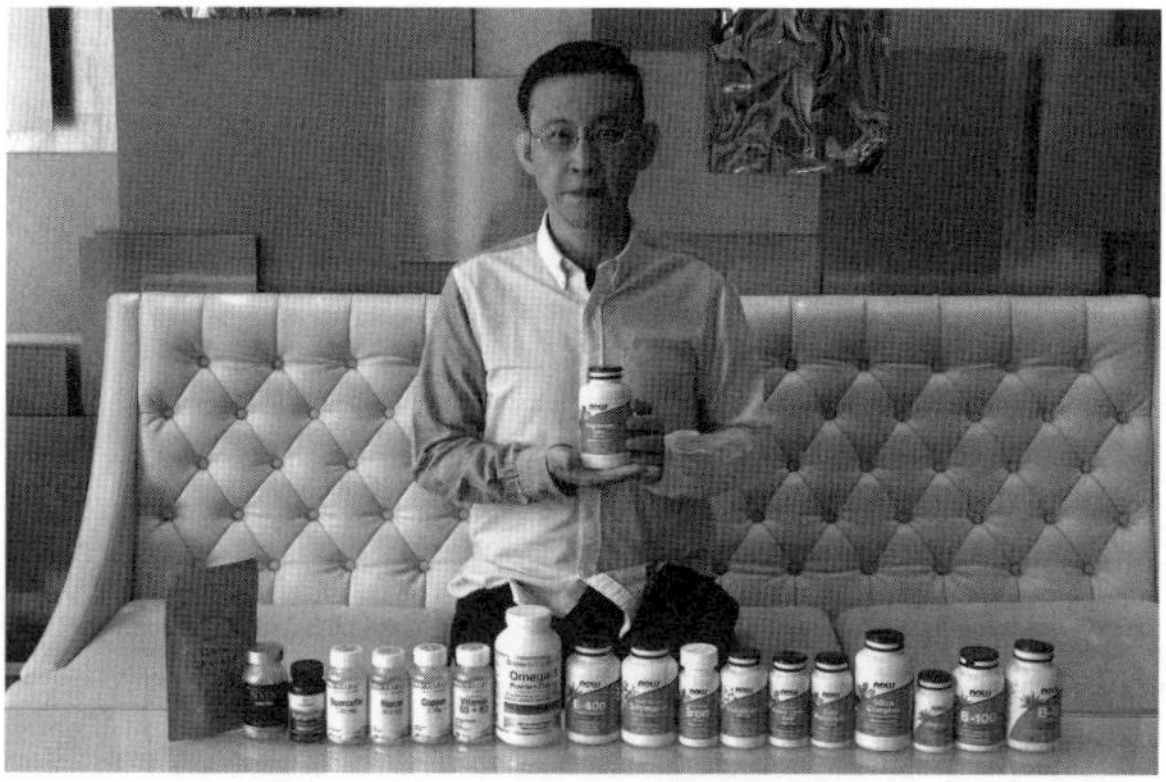

あるフォロワーさんが「サプ

ピルケース

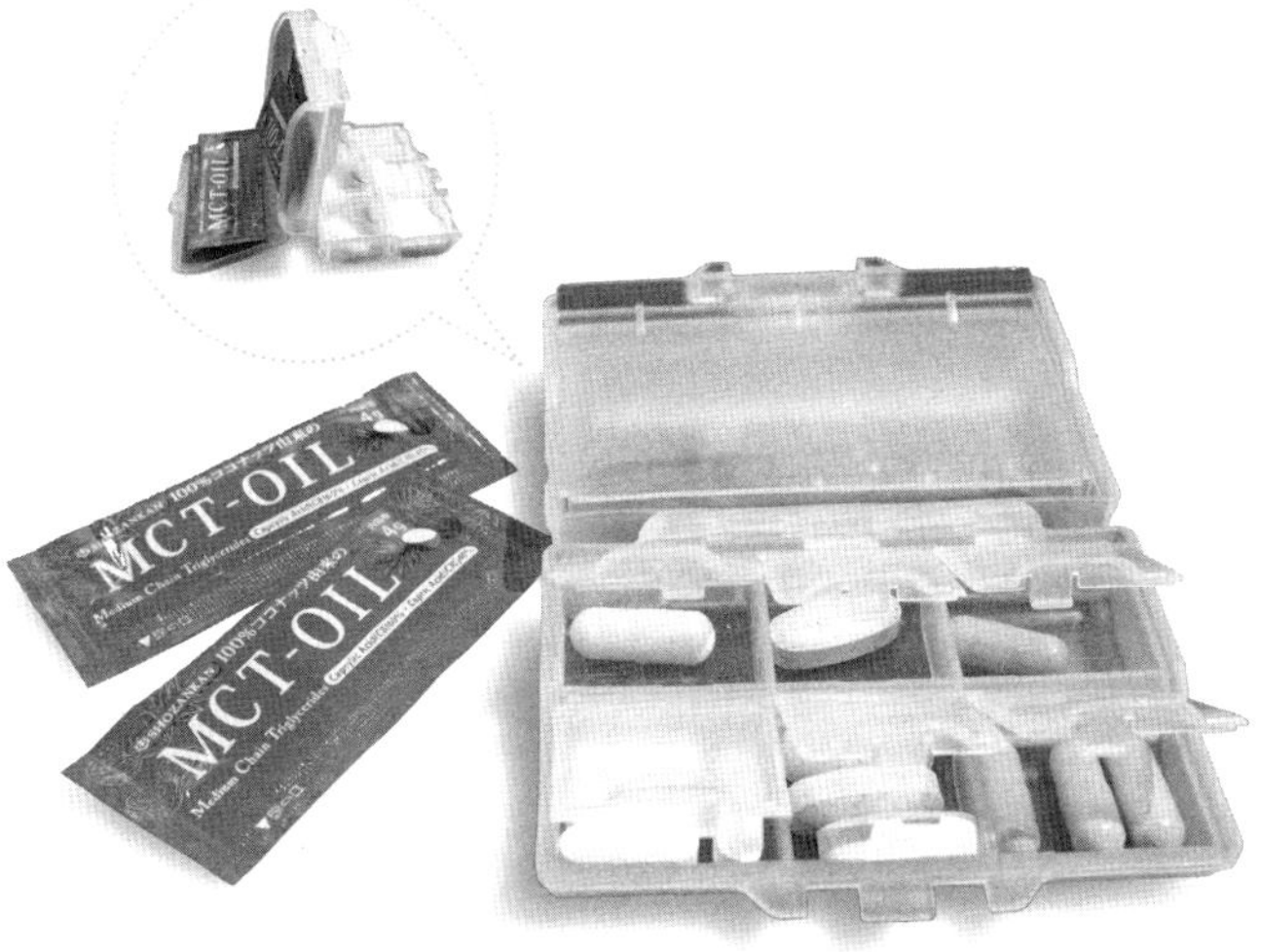

フォロワーさんが100円均一で購入したというピルケース。アタッシュケースのように両面が開き、片側には仕切りがないためパウチのMCTオイルが複数入り、サプリとともに持ち歩くのに便利です。

リ管理を制するものが、#金森式を制す！」と言っていましたが、あながち間違いありません。ビタミンは水溶性（ビタミンB群、ビタミンC）と脂溶性（ビタミンE、D、A、K）に分かれますが、特に水溶性ビタミンは朝に家で飲んだとしても尿から排出されてしまうため、外出先でもなるだけ細かく摂取することをおすすめします。また、脂溶性ビタミンは空腹時に摂取すると吸収率が低下するので、脂質たっぷりの昼食時に摂ると効率がいいでしょう。

INTRODUCTION OF GADGETS 6

スキナーズ&ワラーチで歩行訓練

足の関節をゆるめ可動域を広げることで下半身を強化

サバンナを裸足で駆け回っていた旧石器時代に近い生活を、現代で目指すのは至難の技です。食生活を断糖高脂質食にすることだけでは不十分で、衣服にも目を配る必要があります。なかでもヒトが失ってしまった機能のひとつに、靴の弊害によって生まれたかかとからの着地、足裏の感覚不全や関節の固定化があり、肥満体では特にこれが顕著だということは、ハーバード大学人類進化生物学者のダニエ

スキナーズ

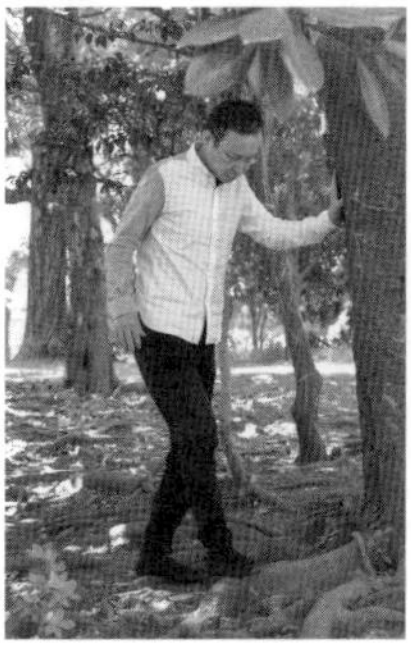

雨が降っている日を除いて、ほぼ日課になっている公園での歩行訓練。木の根などをあえて利用し、足裏を刺激。

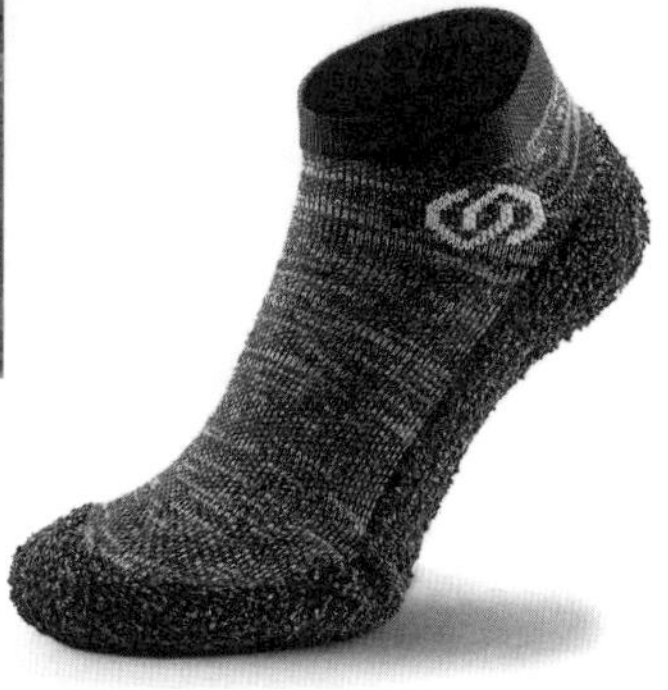

チェコのスタートアップが開発したベアフット（裸足）シューズで、トレイルランナーなどアウトドアスポーツ界でも注目されています。一見靴下のようですが、底面が耐摩耗性特殊ポリマーでコーティングされているため、薄くても強固なグリップ力があります。

ワラーチ

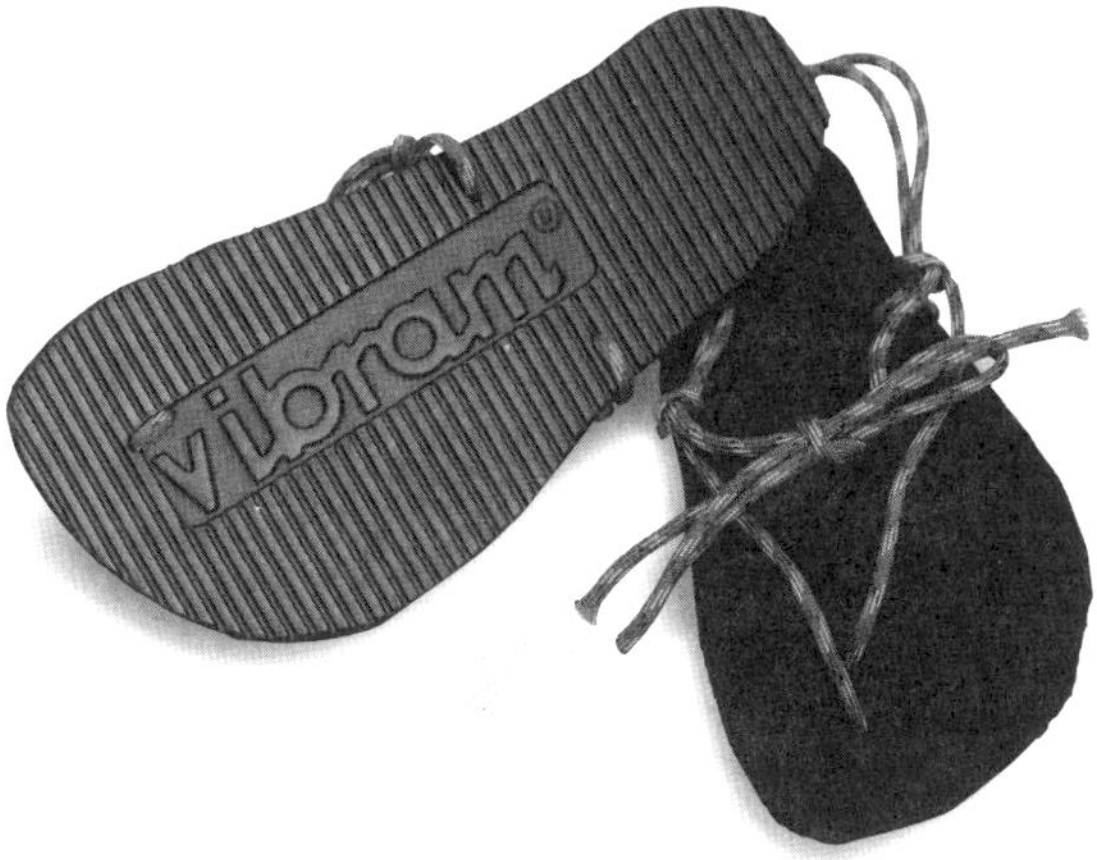

日常的に100キロ以上の長距離を走るメキシコの先住民族、タラウマラが履いている「ワラチェ」というサンダルを模したもので、これもトレイルランナーなどの間でブームになっている。自分のサイズにあったビブラムソールとコードで自作します。

ル・E・リーバーマンも指摘しています。僕も可能な限り裸足で生活するようにしていますが、外出時にはソックスタイプのベアフットシューズ「スキナーズ」や、自作の「ワラーチ」を履いています。

正しい歩行を意識することで足裏の神経が活性化し、リスフラン関節などがほぐれていきます。歩き方を変えるだけでも当初はかなり負荷を感じていましたが、今では全身の歪みを改善することにつながっていると実感しています。

サウナ・水風呂&マグネシウムを摂取

寒冷負荷で体温を上げ入浴習慣でミネラル補充

僕が日常生活の習慣として毎日続けているのが、「寒冷負荷」としての水風呂です。サウナに行けない日でも、自宅のバスタブに水を張り身体を冷やすようにしています。

また、水風呂以外の入浴習慣として、自宅ではエプソムソルトという硫酸マグネシウムが主成分の入浴剤を入れた風呂に入っています。経口ではマグネシウムは吸収されづらく、サプリを飲むだけでは解消できないか

エプソムソルト

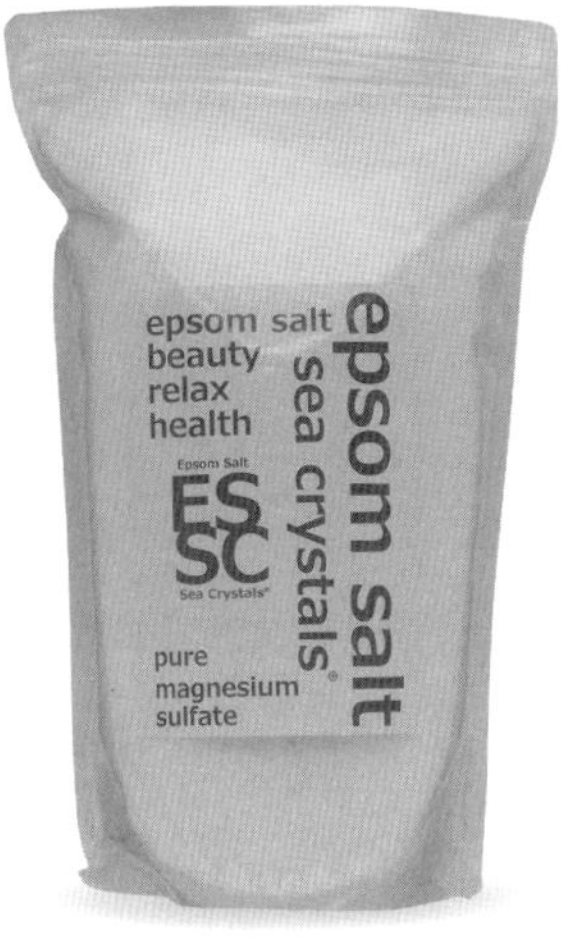

欧米ではかなり一般的に使用されている入浴剤。200年以上前にイギリスのエプソムという場所で発見され、塩に似ていることから「エプソムソルト」と名付けらたが、主成分は硫酸マグネシウム。赤ちゃんでも利用できるほど肌に優しい。

らです。

僕を含め、オリゴスキャンでカルシウムは高値が出る人が大半です。カルシウムにはグルタミン酸と協働して神経細胞に興奮を引き起こす神経毒性があります。グルタミン酸、アスパラギン酸などの興奮毒素はカルシウムイオンチャンネルを開き、細胞死につながります。これは多くの人が見逃してしまっている盲点です。

今流行しているオートミールはアミノ酸組成の一番と二番の含有がまさにこのグルタミン酸とアスパラギン酸であり、毎日摂取すると視床下部ニューロンに神経損傷を与えます。それに比べてマグネシウムはかなり不足していることが多い。カルシウムとマグネシウムはバランスが重要で、1：1で拮抗させる必要がある（P72「周期表」参照）。ただ、サプリでどんなにマグネシウムを飲んでも、吸収率が低いためかなかなか数値として結果が出ませんでした。そこで、旧石器時代のように骨を食べることができない代わりに、毎日の入浴で経皮摂取を試み始めたのです。

その結果、オリゴスキャンの数値としても不足していたマグネシウムが標準範囲にまで改善されました。

また、続けていくうちに、翌朝の心拍数が低下するという効果まで現れた。カルシウムが相対的に多く、マグネシウムが不足することで交感神経が優位にあった状態をマグネシウムが抑制したからです。心拍数が高く動悸に悩まされているという人も、一度エプソムソルト浴を試してみてください。

Shigeki's Book cafe

ここからは、
僕が最新の#金森式、
『ガチ速』メソッドにたどり着くまでに
感銘を受けた素晴らしい書籍を
厳選して紹介していきたいと思います。

昨今、現代人の本離れはよく指摘されていますが、これだけの情報化社会においても僕は「読書」がもっとも効率のよい情報収集法だと信じています。**その道のプロフェッショナルたちが、研究成果や最新の学説を読者に分かりやすく伝えてくれる。**こんな親切なガジェットが他にあるでしょうか。

僕は、書籍化される前の情報を求めて普段から論文を読むことが習慣になっています。それでも、分かりやすくまとめられている点で、書籍の優位性は揺るぎません。**世界的なベストセラーは、まさに知識と経験の宝庫です。**とはいえ、書籍の本文だけ

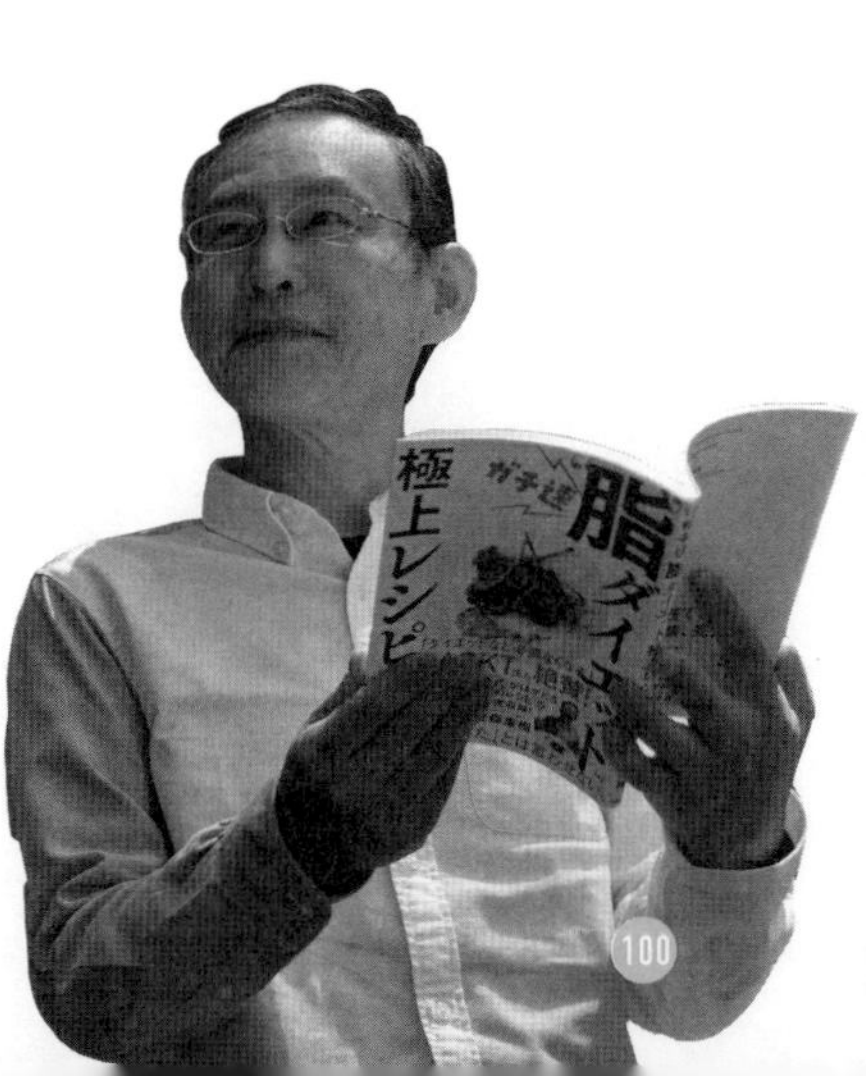

を読んだのでは全体の一割も読んだことにはなりません。引用論文、そして引用論文の参照論文も含めて読んでこそ、初めて理解の伴った読書をしたといえるでしょう。息抜きがてら、読んでみてください。

人類の進化と現代社会の歪みをわかりやすく教えてくれる

GO WILD 野生の体を取り戻せ！
ジョン・J・レイティ&リチャード・マニング著（NHK出版／2014年）

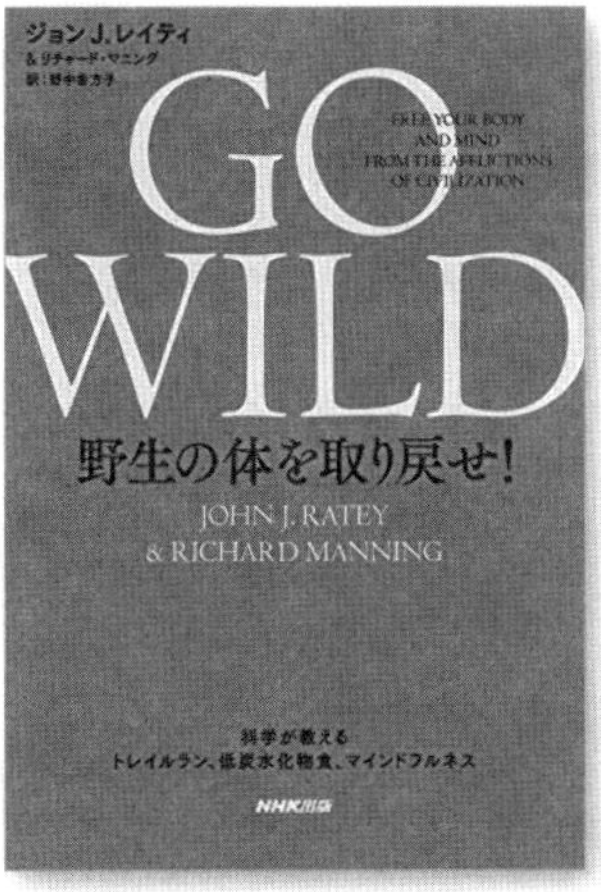

「その不調、野生に戻れば治ります！」——こんな一文から始まる出版社の紹介文が秀逸なので、ぜひ引用したいと思います。

「スマホやパソコンのＯＳがどんなにアップデートされようとも、あなたの体は５万年前から変わらない〈人類１・０〉のままだ。そもそも野生の体には、ガンも鬱《うつ》も肥満も高血圧もない——」

本書の主題を象徴するこの刺激的な現実。旧石器時代に思いを馳せる際、「野性の体」についてぜひ考えてもらいたいのです。

人類の数百万年の進化のうち、農耕はたった1万年前に始まったにすぎない、日の浅い食文化です。糖質ばかりを食べる現代の食事が、現代人を悩ます病気を引き起こしているのではないか? もちろん、ストレスやその他の要因もあるでしょうが、まったく当てずっぽうな考察でないことは明白です。

僕が本格的に断糖高脂質食へと舵を切ったのは、たまたま「現代人が旧石器時代の食事を4週間続けると、口腔内環境が劇的に改善する」という論文を知り、自分の身体で実験してみたことがきっかけ。その副産物で2か月で30kg以上も痩せた。この強烈な経験は、**「不調を野生に戻ることで解消」していた**ことにほかなりません。

ハーバード大学人類進化学のリーバーマン教授の人類学にまつわる論文やこの本を読み、僕が実体験で得たおぼろげな仮説が科学的に立証されていたことに、非常に興奮したのを覚えています。

著者は、今でこそ一般的になったＡＤＨＤを１９９０年代に初めて世に分かりやすく紹介した医学博士。神経精神医学の世界的権威として、97年以来ベスト・ドクター・イン・アメリカの一人に選ばれ続けている人物です。

副題に「**科学が教えるトレイルラン、低炭水化物食、マインドフルネス**」とあるように、人類学的、医学的に人類の進化と現代社会の歪みをわかりやすく教えてくれる良書です。

「衣・食・住」を見直し、失われた機能を回復させる

この本との出会いをきっかけに、「食」だけでなく生活全般を見直す必要を強く感じました。

最初に取り組んだのは「衣」に関わる部分で、旧石器時代には存在しなかった「靴」の弊害です。これには、「裸足への回帰」を提唱するリーバーマン教授の名著『人体600万年史 科学が明かす進化・健康・疾病』も役立ちました。

体内に不必要な関節は存在しない!

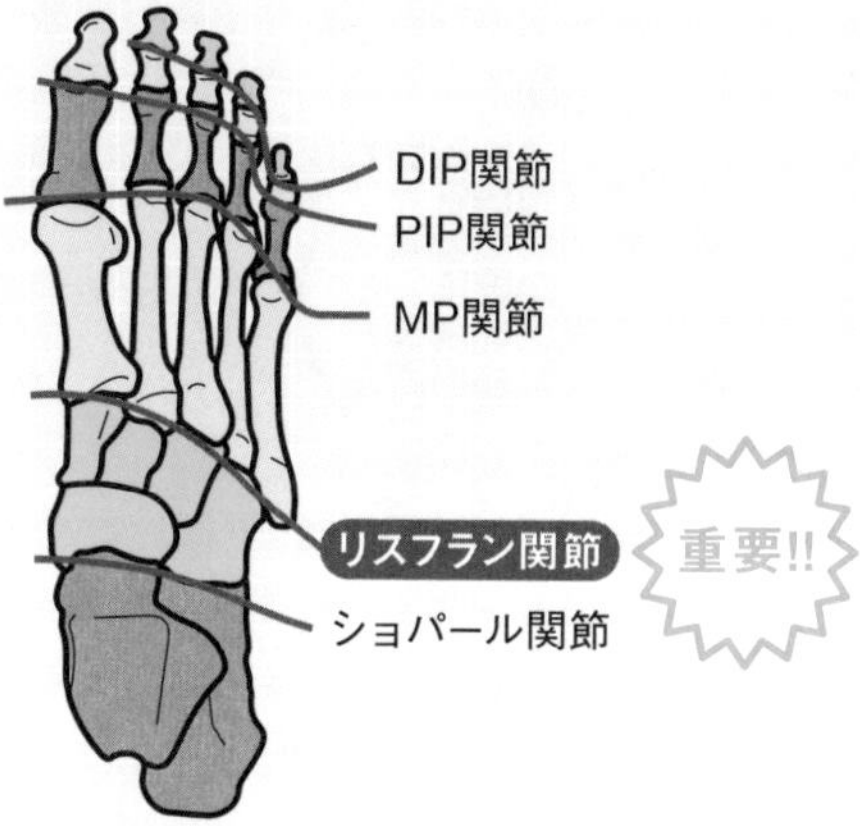

人間の足裏は尖ったものや平らでないもの、熱を感じると神経を活性化させるようになっています。しかし靴や靴下はそうしたフィードバックを阻害してしまう。また、全身に約200個ある骨のうち、足には56個もの骨が集中していて、**中でも僕は足の甲のリスフラン関節をほぐすことに注目しています。**靴を履いていると、ギプスをはめられているようにこの関節の可動域はかなり制限されます。

体内に、必要のない関節は存在しません。しかし、多くの現代人はこうした関節を意識することなく生活しています。骨の形成には、骨を作る骨芽細胞と、骨を壊す破骨細胞という相反するふたつの細胞の働きが必要ですが、**関節を使わないことで骨の代謝のバランスが乱れ、柔軟性が失われてしまいます。**それが足首、膝、腰、股関節に負担をかけ、腰痛や下半身太りなどの原因になります。

では、この「靴を履くことの弊害」をどのように解消するか。さすがに裸足で外出するわけにはいきませんが、強い味方を見つけました。それが、P96でも紹介した「スキナーズ」というソックスタイプのベアフットシューズと、自作の「ワラーチ」です。

アウトドア界ではかなり認知度の高いものですが、街中でこれを日常的に履いている人はまだ珍しいらしく、取材や打ち合わせで出会った人たちによく、

「金森さん、それでここまで来たんですか⁉」

と、驚かれます（笑）。

僕は室内では裸足、外出時にはこれらの履物を活用することで、これまで考えたこともなかった「かかとからではなく足指から着地する正しい歩行」の訓練を日常的にしています。ただ歩くことを訓練と呼ぶのは大げさに聞こえるかも知れませんが、試

しにスキナーズで木の根や岩などで凸凹《でこぼこ》した地面を歩いてみてください。

長らく肥満で移動はほぼ車だったツケなのでしょう。最初は足裏が痛くて歩けず、**それでも小一時間ほど訓練してみたら刺激が強すぎて嘔吐してしまったほどです。**Twitterのフォロワーさんの中には減量した途端ランニングを始めて中足骨を折ってしまった人もいます。肥満が解消されたからといっても、長年肥満で骨刺激に乏しくスクレロスチン（骨細胞から分泌される糖タンパク質で骨芽細胞による骨形成を低下させ、破骨細胞による骨吸収を増加させることで骨量増加を阻害する）過剰だった中年が急に激しい運動をし始めるなど、身体機能を過信することは非常に危険だと痛感しました。

正しい歩行ができるようになると、どうなるか？　僕もまだその域に達してはいませんが、失われた機能を回復させるにはこうした地道な努力が欠かせないことを日々実感しています。

水風呂のメリットを科学的に理解する

本書は、「寒冷負荷」について理解が深まる良書です。還暦間近で、

「北極圏でショートパンツ一丁にサンダルでフルマラソン」
「氷漬けになって1時間半、座り続ける」
「氷山が浮かぶアイスランドの湖で泳ぐ」

といった常軌を逸したチャレンジを成功させ、世界中から「ＩＣＥＭＡＮ（アイスマン）」と賞賛される著者ヴィム・ホフ氏が、自らのメソッドを科学的に解説してくれます。彼のことは、ＴＥＤで知っているという人も多いかもしれませんね。

あえて寒い環境に身を置き、訓練を重ねる「コールド・トレーニング」と「呼吸エ

ICEMAN
病気にならない体のつくりかた
ヴィム・ホフ、コエン・デ＝ヨング著
（サンマーク出版／2018年）

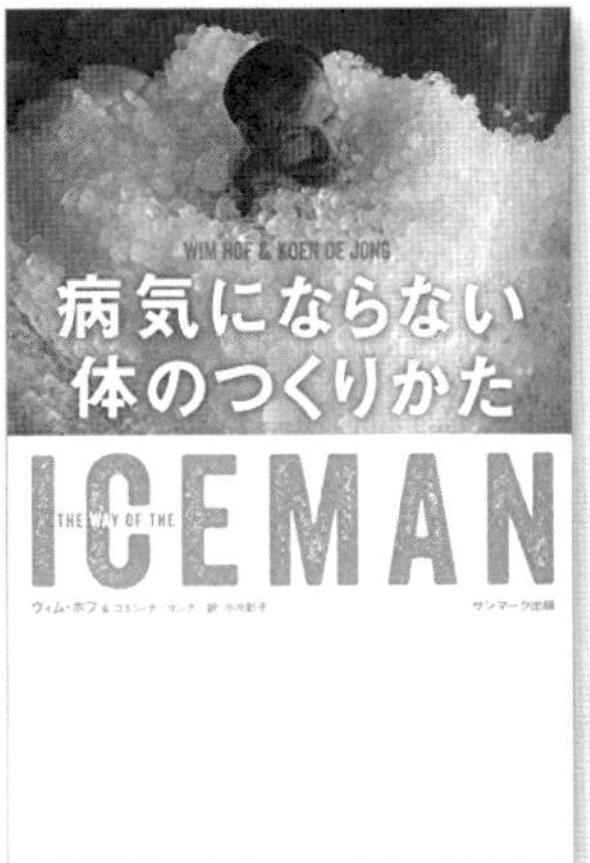

ベージュ脂肪細胞とUCP1
（UCP1：ミトコンドリア脱共役タンパク質1）

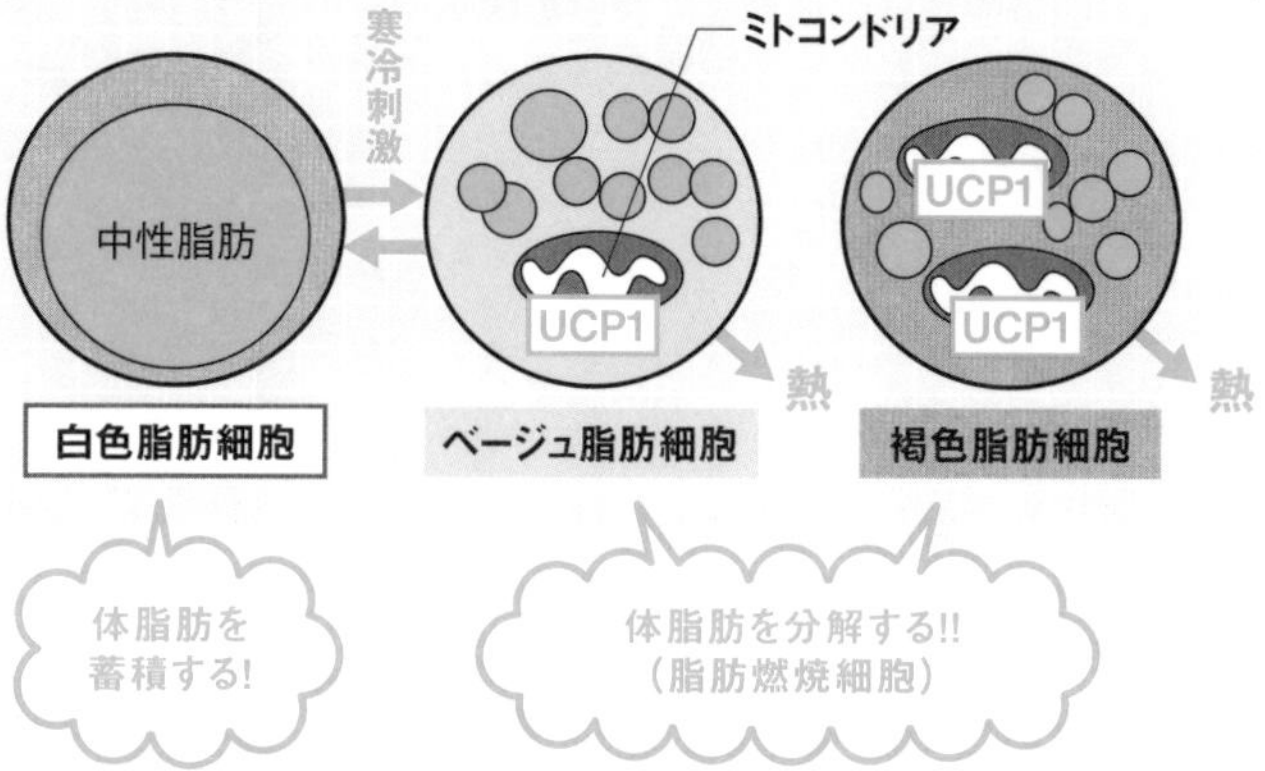

出典：「Fish oil intake induces UCP1 upregulation in brown and white adipose tissue via the sympathetic nervous system」

クサイズ」の実践が主な内容。自律神経を操ることであらゆる不調を遠ざけ、ベージュ脂肪細胞が増えることで、体脂肪が燃えやすい身体になるというものです。（P64「寒冷負荷」参照）

恒温動物である人間は、環境温度に敏感に反応して深部体温をコントロールしています。また、人体には体脂肪を蓄積する「白色脂肪細胞」、長期寒冷刺激によって白色脂肪細胞から移行する「ベージュ脂肪細胞」、もともと体内にあり脂肪を燃焼し熱を産生する「褐色脂肪細胞」という3種の脂肪が存在するのですが、中でも重要なのが近年その働きが明らかになった「ベージュ脂肪細胞」です。この細胞も、**寒さに応じて熱を生み出し、体温を維持しようとします。**そして、これが減少すると肥満やメタボの原因になり、また寒冷刺激をやめると、元の白色脂肪細胞に戻ってしまいます。**常に寒い環境に身体を晒し細胞に刺激を与えること（＝寒冷負荷）**が重要なのです。

これは「衣」と「住」にも関連していますが、ダウンジャケットなど衣服で完全に防寒し、年中エアコンの効いた部屋で過ごす現代人に冷え性が多いのは、**体温を上げる「熱産生のスイッチ」が錆び付いた状態だからです。**

水風呂や冷水シャワーが自律神経を整えることはよく知られていることですが、実は肥満の防止、健康長寿の観点からも有効なのです。

ヴィム・ホフが超人であることはさておき、このメソッドを実践した一般人も血行改善、心臓の強化、育毛、肌のハリが増す、メンタルの安定、免疫力の向上、血圧が下がり痩せたなどの声が収録されていることも注目に値します。

まだヴィムホフの寒冷負荷の効果の機序については判明していないことも多いのですが、通常細菌や有害な物質を攻撃して病気が悪化するのを防ぐはずの免疫機能に異常が起き、自身の細胞を攻撃する「自己免疫」は、エネルギー的に高コストです。過剰な自己免疫は、関節リウマチやアトピー性皮膚炎など「自己免疫疾患」につながりますが、寒冷暴露が誘発する熱産生のエネルギーコストと、自己免疫のエネルギーコストの間にはトレードオフの関係があるため、自己免疫の発現が抑制されることが健康に繋がる一因なのではないかと思っています。

余力がある人にぜひ合わせて読んで欲しいのが、**『サバイバルボディー 人類の失われた身体能力を取り戻す』**スコット・カーニー著（白水社）です。

当初ヴィム・ホフメソッドを疑い、正体を暴こうと4年にわたって体当たりで取材を敢行したジャーナリストが、最終的には短パンでキリマンジャロ登頂に成功してしまう。最新の医学、人類学、トップアスリートのトレーニング法、エクストリーム・スポーツの現状から、潜在的な身体能力を引き出す方法を明かしています。これをただのノンフィクションとして読むべきではありません。人類学者の知見を論文を探り当てながら読んでこそ意味がある。

こうした知識をベースに、僕は自宅でも毎日水風呂に入りますし、サウナを利用する時は、サウナに8分、水風呂に8～10分繰り返し入るようにしています。

ここ数年、ビジネスマンや女性の間でサウナが大ブームになっているようですが、ぜひ「ととのった～！」以上の効果も実感してもらいたいものです。

健康長寿は「脳の健康」も意識する必要がある

本書は、UCLAの世界的権威が最先端のアルツハイマー病治療を解説したもの。**特にアルツハイマー病をはじめとした認知症治療のパラダイム・シフトとして話題の「リコード法」**について、理解が深まります。リコード法とは、

慢性炎症抑制

●**断糖**
●**ホルモン、栄養素の最適化**
●**解毒（金属・カビ・細菌）**

が主な内容です。

断糖、中鎖脂肪酸やサプリ、また金属のデトックスなどが認知機能の低下を防ぐことに有効で、**体内のあらゆる炎症が、認知症を進行させる要因となる**ことも指摘されています。

本書で触れられている、**脳に炎症を起こす糖質とインスリン受容体の話は見過ごせません。**また、腸の炎症として、慢性的な小麦の摂取が引き起こす**リーキーガット**や乳製品の**カゼイン**の話。アルミニウムや鉛、カビ、プラスチック、農薬など36個の危険因子をリスト化してくれています。

『アルツハイマー病 真実と終焉 〝認知症1150万人〟時代の革命的治療プログラム』
デール・ブレデセン著
（ソシム／2018年）

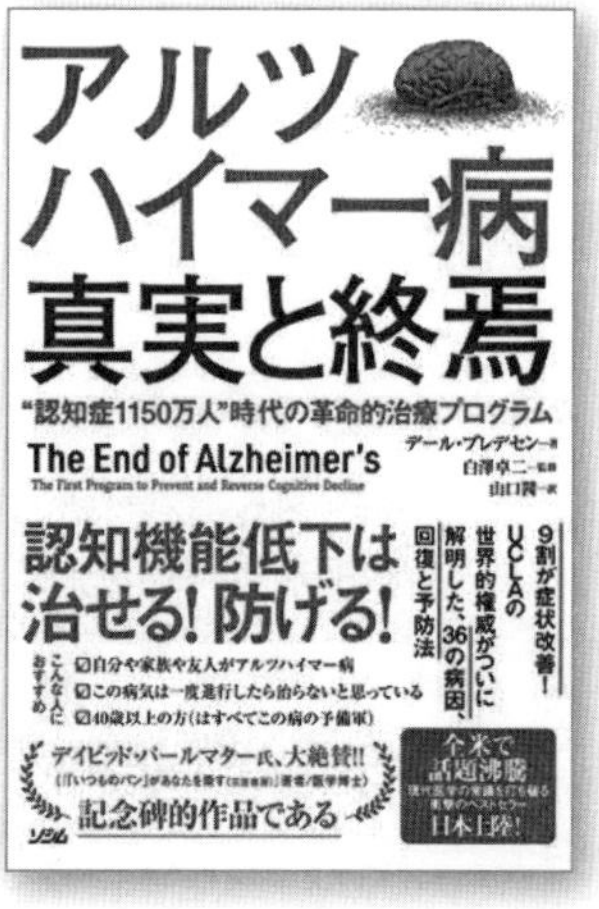

そして、それらがどう相互作用するのか、どう取り除けばいいのかを実践的にアドバイスしてくれます。**ちなみに、この本でも「サウナ」が推奨されています。**

オリゴスキャンで、僕をはじめ、フォロワーさんの多くにアルツハイマー病の要因である有害金属が高値で検出されています。長年の生活習慣の中で蓄積された金属毒はなかなかしぶといようです。

認知症はある日突然なるわけではなく、加齢とともに金属毒などが脳に蓄積しダメージを与えることで、20年程度かけて発症に至るといわれています。**ですから、40代から意識すべき。**慢性炎症、栄養不足によるミトコンドリアの機能不全、毒物などの原因を今から取り除く生活をすることが、いかに重要かということをよく理解させてくれる良書だと思います。

▼急速に解明され始めた睡眠科学の分野は実に奥が深い！

短時間睡眠は代謝に悪影響を及ぼし、慢性炎症を悪化させます。また肥満や糖尿病、認知症、がん、脳卒中などのリスクを高め、短命と密接な関係にあることも判明しています。

断糖高脂質食を実践している人ならば、糖質やグルタミン酸ナトリウムなどの添加物がいかに慢性炎症を引き起こし、肥満に直結するかを身をもって実感しているはずですが、それだけ食事に気を使っていても睡眠をおろそかにする人が後を絶ちません。

短時間睡眠はせっかくの食事改善の努力を無にするほどの悪影響を及ぼします。

この本の著者マシュー・ウォーカー氏は、カリフォルニア大学バークレー校で神経科学と心理学を教える教授であり、NBA、NFL、プレミアリーグ、ピクサーなどで睡眠コンサルタントとして活躍する研究者です。

例えばアスリートへの調査からは、**睡眠が6時間を切ると肉体疲労までの時間が10～30％短くなり、筋力を維持する力も下がることが明かされています。**また、運動機能の回復にも睡眠が影響します。先進国

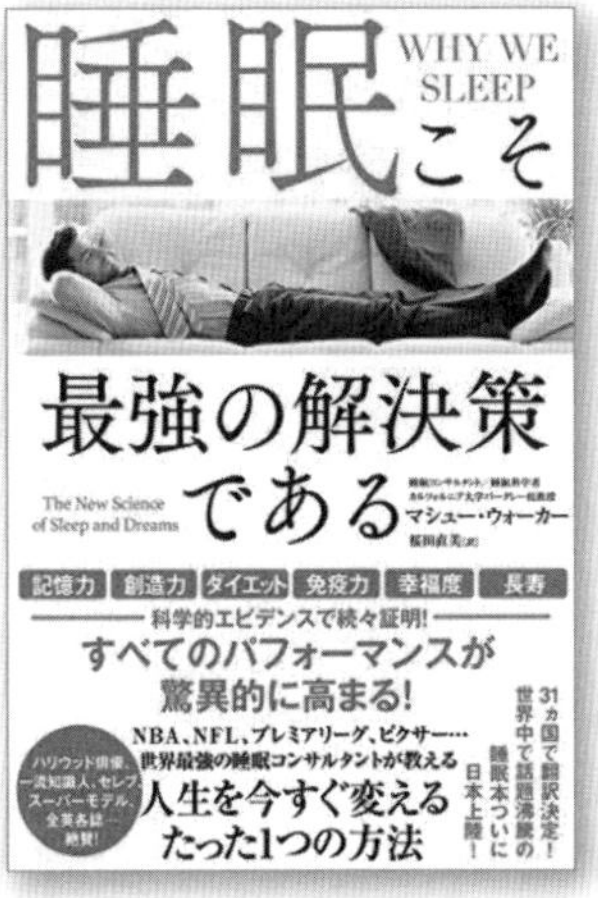
睡眠こそ
WHY WE SLEEP
最強の解決策である
The New Science of Sleep and Dreams
マシュー・ウォーカー
記憶力
創造力
ダイエット
免疫力
幸福度
長寿
科学的エビデンスで続々証明!
すべてのパフォーマンスが驚異的に高まる!
NBA、NFL、プレミアリーグ、ピクサー……世界最強の睡眠コンサルタントが教える
人生を今すぐ変えるたった1つの方法
31ヵ国で翻訳決定！世界中で話題沸騰の睡眠本ついに日本上陸！

『睡眠こそ最強の解決策である』
マシュー・ウォーカー著
（SBクリエイティブ／2018年）

で自動車事故が多いのも、睡眠不足が大きな原因になっていることを示唆しています。睡眠時間が5時間未満になると事故を起こす危険性は3倍、4時間以下ではなんと11・5倍にまで跳ね上がるなど、睡眠不足がいかに脳機能や運動機能に影響を及ぼすか、多くの実例が紹介されています。

この本をはじめ、睡眠に関する研究は近年飛躍的に進み、書店に行けば、睡眠関連書籍は百花繚乱、ちょっとしたブームといってもいいでしょう。これまでの『ガチ速』シリーズでも言及してきたことですが、改めてここで僕の現時点での睡眠に関する重要なポイントを記しておきたいと思います。

睡眠を科学し最適化する

衣・食といった生活環境を見直した上で、今度は「住」における生活習慣についても目を向けると、「睡眠」が非常に重要だということに気がつきました。

僕は学生時代から睡眠時間が短いと頭が働かず、明らかにパフォーマンスが落ちることを実感していましたので、比較的よく寝ているほうではあったと思います。とはいえ、社会人になってからはやはり深夜まで仕事をしたり、会食の後に遅くまで飲んだりと、長年就寝時間は午前2時前後になっていました。

旧石器人の睡眠がどうだったかといえば、朝日とともに目覚め、日が落ちたら火を囲んで過ごし、しばらくしたら眠る。基本的には至ってシンプルなものだったでしょう。

近年、生化学、医学の中でも特に脳科学、人類学など、あらゆる分野で睡眠の科学的な研究が進んでいます。例えば、

- **短時間睡眠は認知症リスクを高める＝適切な睡眠時間**
- **深い眠りが脳の修復を行い、浅い眠りは認知症リスクを高める＝睡眠の質**
- **入眠潜時＝覚醒状態から入眠までの所要時間**

など、認知症と関連した研究成果も多数発表されています。

短時間睡眠は代謝に悪影響を及ぼし、慢性炎症を悪化させます。また、睡眠時間が足りないと食欲を抑えるホルモン「レプチン」の分泌量が低下し、逆に食欲を増進するホルモン「グレリン」を増加させてしまうため、肥満にもなりやすい。

減量に取り組んでも「なかなか痩せられない！」という人には、仕事が深夜におよぶ職種や、夜勤シフトの人が少なくありません。睡眠が不十分だと、認知症だけでなく肥満や糖尿病、がん、脳卒中などのリスクを高め、短命と密接な関係にあることが判明しているのです。

僕は、健康長寿を目指すなら、**現時点で7時間台の睡眠がベストだと考えています。**ちなみに6時間台でも8時間台でもメタボや死亡率のリスクが上昇するU字カーブになります。例えば睡眠時間を8時間から6時間にした場合、単に睡眠時間を25％減少させただけだと考えがちですが、**レム睡眠は睡眠後半に偏っているため、レム睡眠の60～90％をも失うことになってしまうのです。**単純に長く寝ればいいというわけではなく、睡眠の質を考慮することが重要なのです。

レム睡眠とノンレム睡眠の割合が均等でないため、僅かな時間の短縮が睡眠の大きな質的偏りにつながる。睡眠が7時間台ないと、どんなに食生活を改善しても効果は減殺されてしまい、脳に悪影響を与えます。

逆に、7時間しっかりと睡眠を取れれば、疲労やストレスによって壊れたり傷ついたりした脳の細胞は修復されます。

睡眠に関しての「常識」も、科学的な研究によって「非常識」になっていることが多々あります。例えば、「寝だめ」はその典型でしょう。平日は仕事で忙しくなかなか睡眠時間が確保できないからと、週末は昼まで、なんなら夕方まで寝て回復させた気になっている人は多いと思います。これも、睡眠のメカニズムを知れば意味がないことが分かります。

また、「シンデレラタイム」といって、午後10時から午前2時に寝ていれば、通常よりも効果的な睡眠になるというのも俗説です。成長ホルモンの分泌は、1回目のノンレム睡眠時に行われるため、時間帯に依存するものではないからです。**ただ、概日リズムによるプロセスC（日内変動）は、早朝から高まるので、7時間台の睡眠時間を確保しようと思うなら、日付が変わるまでに就寝することは理にかなっている。**だ

睡眠とメタボの相関を示すU字カーブ

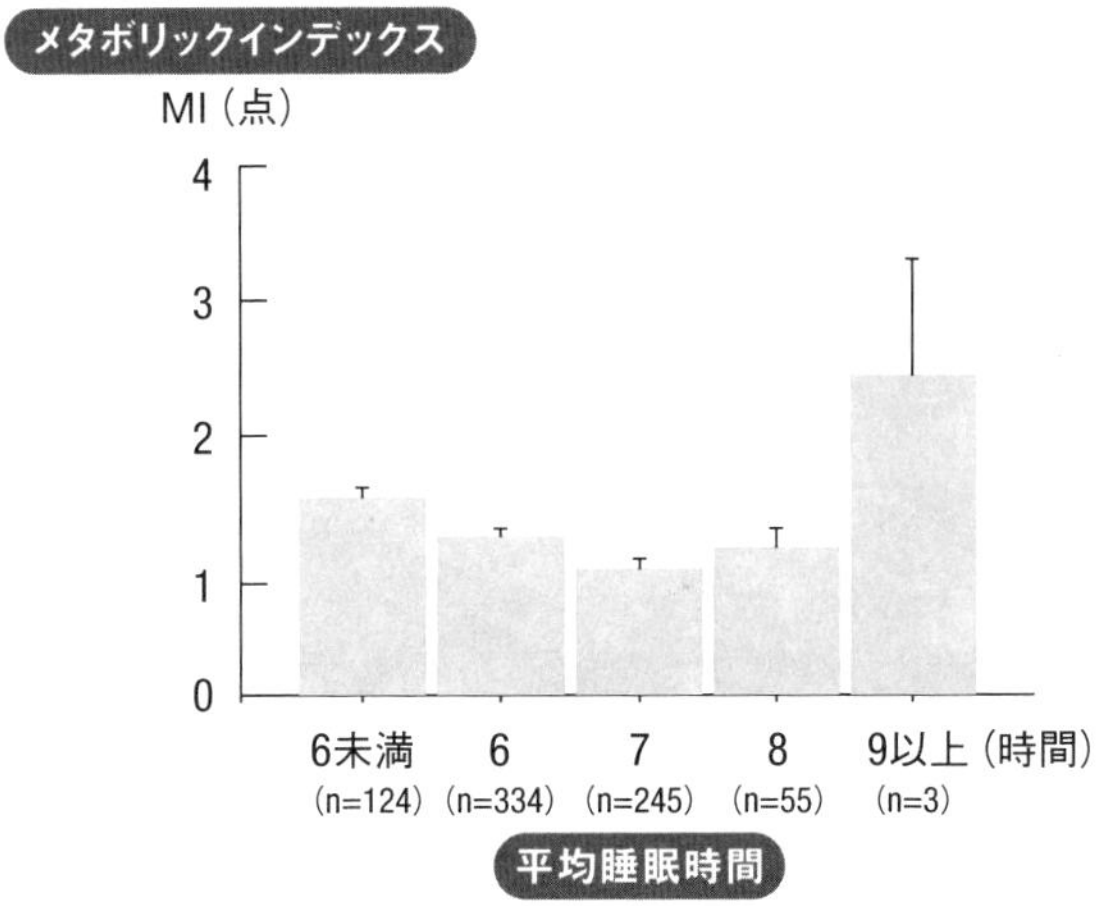

出典：「睡眠時間とメタボリックシンドローム」慶應義塾大学保健管理センター

から僕は、ここ数年23時にはベッドに入るように努めています。

睡眠に関する科学的な理解が深まると、これまで疑問に思っていたことが次々と明らかになり、非常に面白い。睡眠最適化が健康に与える効果は大きく、知的好奇心を満たしてくれるテーマになっています。

例えば、徹夜をすると、翌日急に眠気がなくなることがありますが、それもレム睡眠とノンレム睡眠のリズムから解説することができます。

睡眠のリズム（プロセスSとプロセスC）

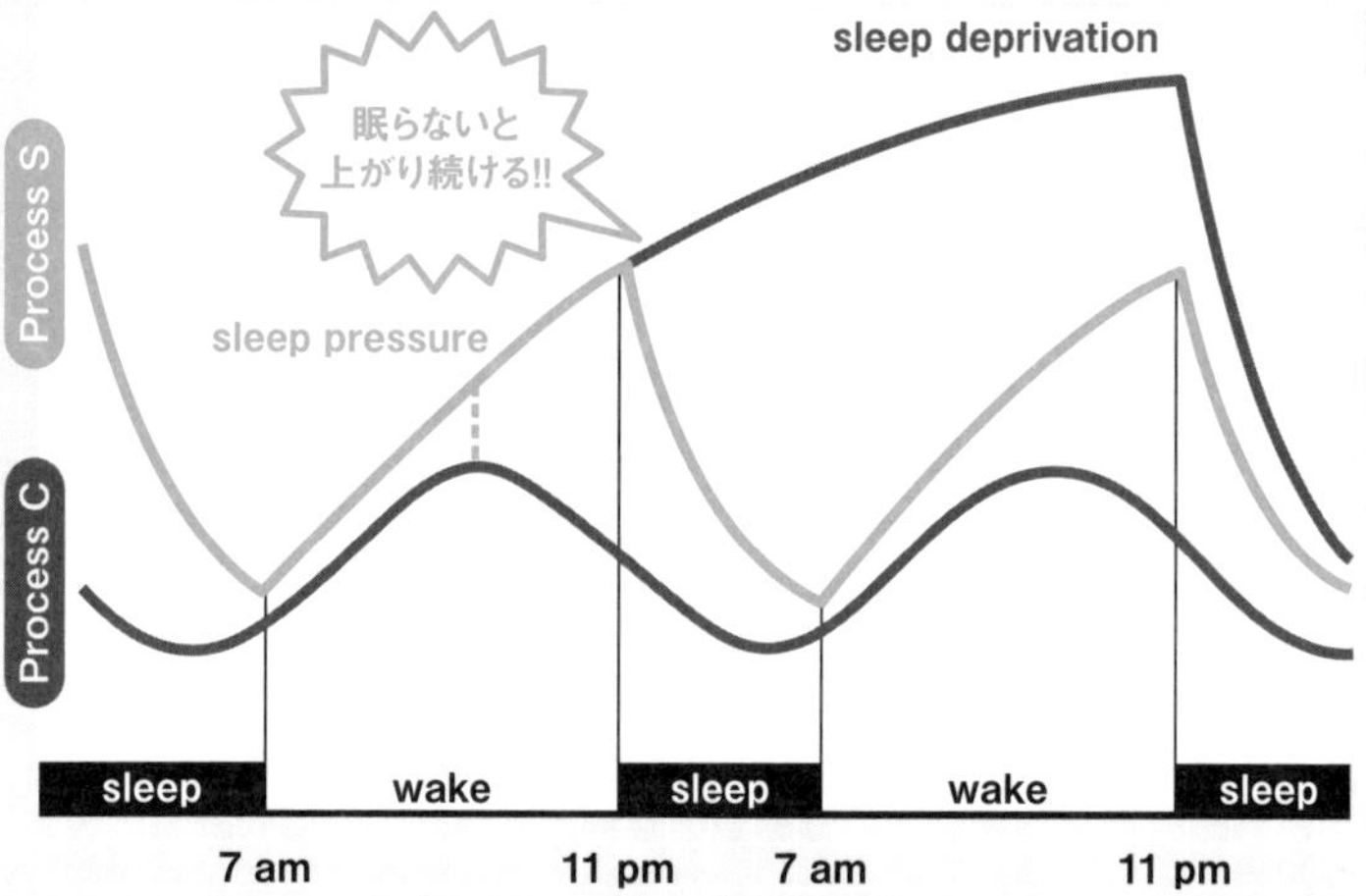

出典：「Two rocess model of sleep regulation.Hum.Neurobiol.」

眠気は脳内のアデノシンという物質が引き起こしているのですが、**眠らない限り溜まりっぱなしになるアデノシンのプロセスS（睡眠圧）と、概日リズムでの覚醒の波を示すプロセスCの差に表されます。**プロセスSは時間とともに高まりますが、プロセスCは徹夜明けの朝に高まるため、一時的に睡眠圧と覚醒の差（上グラフの点線部分）が縮小することで、徹夜明けでも眠くないという状態になるのです。

繰り返しになりますが、7時間台の睡眠を確保することの重要性は、肥満だけでなくアルツハイマー病など認知症にも大きく影響します。**脳には老廃物を効率**

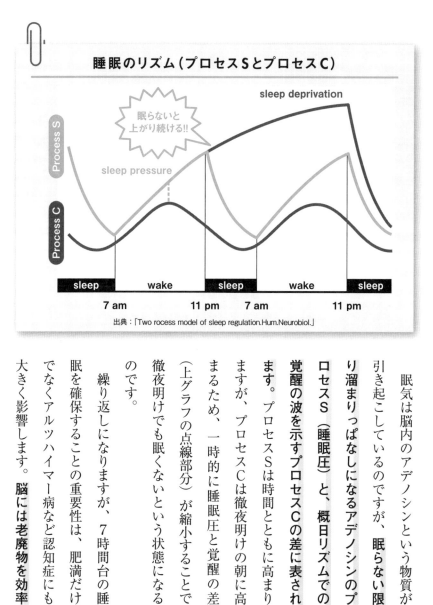

よく運び出してくれる「グリンパティック・システム」と呼ばれる働きがあり、それが睡眠の質によって変化することが近年分かってきたのです。

簡単に言えば、「深い睡眠によって、脳がデトックスされる」ということ。先ほど（p92）紹介したガジェットを利用して、毎日の睡眠の質の向上を目指すべき理由がお分かりいただけたのではないでしょうか。

人体は本当に複雑ですが、基本的には健康長寿へと導くようにできている。

そうはいっても、日々多忙で「7時間台の睡眠なんてとっていられない！」という人もいるでしょう。僕もかつてはそうでした。でも、本当にそれでいいのでしょうか？

リモートワークが可能になった今だからこそ、睡眠時間を確保できるライフスタイルへの転換、旧石器時代に思いを馳せながら、衣食住すべてを冷静に再考してみて欲しいのです。

POINT

書籍は先人たちの知恵が詰まった宝物。読まない手はありません！

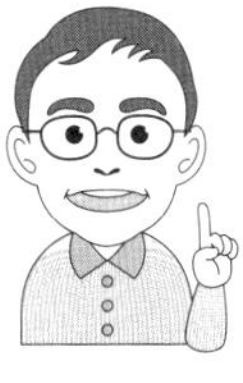

CHAPTER

4

「血管の老化」は健康長寿の落とし穴 #金森式の注意点

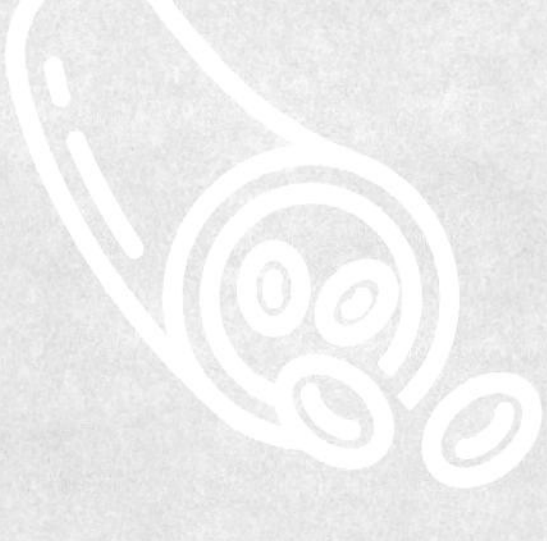

中途半端にやるくらいなら、いっそ何もしないほうがマシ！

ここまで断糖高脂質食、サプリ、水風呂や睡眠、歩行訓練などの生活習慣と、いろいろ述べてきました。改めて、**健康長寿を目指す#金森式は、一生を見据え実行することに意味がある健康法であり、決して一過性のものではない**ということを強くお伝えしたいと思います。

ダイエット目的で取り組まれる方が多いことは承知していますし、肥満の解消こそが健康長寿への第一歩であることは間違いありません。

ただ、あまりにもスピーディーに減量できてしまうことで、**目標体重になった途端、自己判断で元どおりの食生活にしたり、急に「ボディメイクに目覚めた」とプロテインを飲み、足繁くジムに通ったり。**筋トレやジョギングを始めたりする人が後を絶ちません。

僕は、

「目標体重への減量を達成したら、断糖高脂質食をやめていいですか？　ぶっちゃけいつまで続ければいいですか？」

という質問が来るたびに、こう答えています。

「結論から言うと、ライフスタイル自体を作り変えて一生続けなければ意味がありません。中途半端にやるくらいなら、最初からやらないほうがマシ」

「痩せたからといって再び糖質を大量摂取すると、最悪の場合、死に至ります」

すると、「大げさな！」「ひどい言い草だ！」とネガティブな反応が続出しました。

声を大にして言いますが、これは真実です。

痩せて、一見健康になったように見えても、長年不摂生をしてきた人の体内はまったく健康な状態ではありません。**糖の依存性、中毒性はコカインよりも強く、再び糖**

が入ると、糖が糖を呼び糖質依存がぶり返す可能性がとても高いのです。

糖を摂り続けると、余分な糖が体内のタンパク質などと結びつき、細胞を劣化させます。これを「糖化」といい、シワやシミなどいわゆる老化の原因です。身体の組織が焦げついた状態をイメージすると分かりやすいと思います。糖化によって作られるのがＡＧＥｓ（終末糖化産物）で、これが動脈硬化を進め、炎症を起こすことで血管そのものも老化させ、多くの病気を招く原因にもなります。**逆に、ケトン体には血管保護機能がある。断糖高脂質食は、血管にとってもいいのです。**

また、心理的ストレス、大気汚染、タバコ、薬害、金属毒など現代人が無自覚に生活を続けると、身体は「酸化」する方向に傾きます。**これは身体が錆びた状態をイメージするといいでしょう。**二章で紹介した抗酸化系サプリが効果を発揮する領域です。

人体には一本につなぐとおよそ10万６０００キロ、地球2周半もの長さの血管がはりめぐらされています。動脈硬化はもちろん、全身に栄養を運ぶ血管が老化することが、どれだけ健康に悪影響を及ぼすか。欲望の赴くままに生活していては、どんどん身体が焦げ、錆びつき、そのうち使い物にならなくなってしまうことが容易に想像できます。

「人は血管とともに老いる」

これは、アメリカの医学者ウィリアム・オスラー博士（1849〜1919）の有名な言葉です。**オスラー博士が20世紀初頭から提言していたように、健康長寿を目指したいなら、血管を意識することは必須です。**

特に元肥満者は、たとえ痩せても「血管は肥満のまま」だということを絶対に忘れないでもらいたいのです。

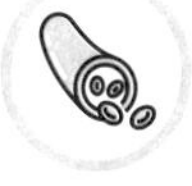

健康長寿どころか、命を縮めた実践者たち

残念ながら、既知のフォロワーさんが最近脳梗塞で倒れました。幸い命に別条はな

かったのですが、半身不随の可能性が高いことから長期入院を余儀なくされています。この方もやはり、僕の忠告に耳を傾けず断糖高脂質食を徹底することなく、減量が成功した頃から血圧が高いのに血管に負荷がかかる筋トレを始めていました。

また、同じように断糖高脂質食をしていると言いながら、こっそり会食に出かけていたフォロワーさんは、心筋梗塞で生死をさまよいました。僕は「ちゃんとサプリを飲んでいる」「オリゴスキャンを受けた」など、いい報告しか聞いておらず、目に見えて減量効果も出ていたので特に不安視はしていませんでしたが、入院を機に、

「実は、**これくらいならいいだろうと思って、朝食のパンや会食時のビールは辞められなかった**」

「また少しお腹が出てきてしまい、(僕はそんなことは言っていないのですが……)金森さんがタンパク質はしっかり摂ったほうがいいと言っていたので**プロテインを飲んでジムで走っていた**」

などと、驚くほどずさんな取り組みであったことを告白され、ショックを受けました。中途半端に取り組むくらいなら、やらないほうがマシだという理由はこれなのです。こうした人々に共通しているのが、**もともと肥満体で減量に成功した途端、慣れない運動をしたことで血栓が脳や心臓に飛び、詰まりを起こした**ということでした。

このことからも、僕はますます血管に注目せざるを得なくなりました。

- **血管の内皮機能を改善すること**
- **ホモシステイン値と心疾患リスクの関係性**
- **塩分過多、カリウム不足が心血管系疾患の引き金になる**

タンパク質を代謝させるにはビタミンB類の中でも特にB_6が必要です。また、脂質を代謝させるにはビタミンC、B_2とナイアシンが欠かせない。TCA回路にしろ、その十何倍ものエネルギーを生み出す電子伝達系にしろ、**ビタミンや鉄、マグネシウム、マンガンなどのミネラルは必須で、生み出されたエネルギーを取り入れるためにはカ**

ルニチンという物質が必要になる。その**カルニチンを作るためにはビタミンCが必要で……**と、ミトコンドリアを動かすためには膨大な仕組みが存在し、歯車のようになっているため、これらがひとつでも欠けたらダメなわけです。ただ、そこをようやくクリアできたとしても、**血管が収縮して詰まっていたら意味がない**。

血管の中をキレイにする。これもまた一朝一夕にできることではありません。栄養素としては、ホモシステイン対策にはビタミンB_6とB_{12}、葉酸が必要で、血管の内皮を拡げるためにはシトルリンやアルギニンが欠かせないということもはっきりしています。

シトルリンとアルギニンは体内で生成が可能ですが、シトルリンはアルギニンに変換する際に一酸化窒素（NO）を産生します。（P59「メチレーション回路」参照）ならばなぜ直接アルギニンを摂取しないのかというと、アルギニンの60％は肝臓の初回通過効果で他に利用されます。

シトルリンを摂取すれば小腸から腎臓でアルギニンに転換され、結局アルギニンとして全身に届く。**足りないものを足せばいいというものではないのです。**この一酸化窒素と二酸化炭素（ＣＯ２）が血管を拡張させる作用を持っているため、ビタミン類のサプリの摂取と合わせて、水風呂やヴィム・ホフの呼吸法、フリーダイビングによるブラッドシフトなど、**いかに血管内で一酸化窒素（ＮＯ）の産生を増やし、しなやかで柔らかい血管を保つかを多角的に勉強を続けています。**

人間の身体は、何かを摂ればそれだけでよくなるということは絶対にありません。ハイブリッド車のように、ガソリンと電気を都合よく切り替えるなんてこともできません。**栄養素を全身に運ぶ血管が老化した状態では、全身の臓器が老化してしまう。**「人は血管とともに老いる」ことを、現在肥満の方や、もともと肥満だった方はよく自覚して欲しい。これは、僕自身への自戒も込めてです。

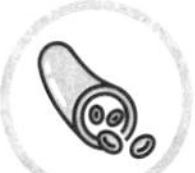

血管の健康にはホモシステインの代謝を！

血管の健康を考える際に重要なホモシステインについて、少し説明しておきます。

ホモシステインとは、血中に存在するアミノ酸の一種で、グルタチオン、タウリン、硫酸など解毒に関わる重要な役割を持った物質を合成する材料で（P59「メチレーション回路」参照）、加齢やビタミンB類の不足、喫煙やコーヒーの摂取によって増加することが分かっています。**身体に必要な物質ではありますが、血中ホモシステイン濃度が高いと動脈硬化が起き、血栓による脳卒中や心疾患リスクが高まります。**ホモシステインを蓄積させないためには、ビタミンB_6、B_{12}、葉酸によって代謝を促す必要があります。血管の健康を見るためにもB_6、B_{12}、葉酸の数値を調べることは非常に重要です。

メチレーション回路の葉酸回路では、葉酸とビタミンB_2、B_{12}が必要になります。また、ホモシステインを硫黄転移経路に代謝させるのにはビタミンB_6が必要になる。B_6は必要なビタミンではあるのですが、過剰摂取した場合、硫黄転移経路や別の経路が亢進し、有害な代謝産物を助長します。「4つの歯車」（P58）を改めて見てもらえるとよりイメージし易くなると思いますが、**足りないものを充分に足せばいいと単純に考えるのではなく、別の代謝経路の亢進も考慮すべきです。**

よく誤解している人がいますが、血管が詰まるのは、脂質を多く摂っているからではありません。**ホモシステインの代謝がきちんとできていないからです。**仮に脂質によって血栓ができるのであれば、超高脂質食だった旧石器時代に人類はこの地球上からいなくなっていたはずです。

ホモシステインは炎症や酸化ストレスを引き起こし、心疾患のみならず、神経や骨にまで広範囲に影響します。繰り返しになりますが、人間の細胞、生理システムは全体として機能しているわけで、あるシステムが機能不全を起こしていることが、一見まったく関係なさそうな別の複数のシステムに影響を与えます。

そうした意味でも、**肥満は身体のあちこちから警報が鳴り響いている状態だといえます。**だからこそ、本来の健康な状態に復元するには、メチレーション回路全体のバランスを整え、ホモシステインを抑え、血管をクリーンにし、7時間は睡眠を確保し……と、**すべてに目配せをしながら失われた身体の機能を回復しなければならない**のです。

奇跡的な回復で健康を取り戻した実践者たち

中途半端な実践で命を縮めた人たちがいる一方、確実に取り組んだ結果、減量はもちろん長年苦しんでいた病魔に打ち勝ち、みるみる健康を取り戻した人たちも大勢います。

『ガチ速〝脂〟ダイエット極上レシピ』でも紹介した30代の男性フォロワーさんは、幼児期から肥満で、**痛風、脂肪肝、高血圧、高脂血症、水腎症、腎結石、左腎盂尿管移行部狭窄症、メニエール病、うつ病、アトピー（頭皮湿疹）、ヘルニア、頻脈、多汗症、喘息、アレルギー性鼻炎**……と、まさに〝病気のデパート〟ともいえる状態でした。

ついに糖尿病を宣告され、いよいよインスリン投与を始めなければ生死が危ういというタイミングで、偶然出会った#金森式によって、トータル60kgもの減量に成功し、インスリン投与を回避できました。

飲み薬だけでまずは断糖高脂質食を徹底し、サプリ摂取や睡眠などの改善に取り組んだ結果、**4か月で血糖値が298から89に、HbA1cも12・8から5・8に下がる**など、あらゆる数値が正常になり、主治医に驚かれたそうです。

また、この男性は太り過ぎが原因でできなかった左腎盂尿管移行部狭窄症の手術も行うことができました。地方在住の方なので、Twitter上でしか交流したことがありませんでしたが、先日初めて東京でお会いすることができた。その際、あまりにも人相が変わっていたため最初は気がつけなかったほどです。

「食事と生活習慣を見直しただけで、死の淵から生還できました。**減量だけを目的にせず、体質改善で健康を手に入れられたのが一番の収穫です。**血圧、血糖値、糖尿が治ったことと、アトピーや鼻炎、喘息など全身の炎症が改善したことで、QOLが格段に上がりました。ちょっと歩くだけで息が上がり、汗が吹き出て股ずれしていた人生とオサラバできて、感激です」
こう言って笑顔を見せてくれたことは、僕にとって何よりの喜びでした。この方は普段、料理人として活躍されており、あら汁など、魚介を中心とした非常に優れた断糖高脂質食のメニューを考案してくれるため、僕を含め多くのフォロワーさんが参考にさせてもらっています。

また、最近僕は**「糖」だけでなく、いかに「塩」も抑えるか？**という領域に踏み込み始めているのですが、この方は腎臓病を患っていたこともあり、手足のむくみなど、体感としてすでに「塩」の弊害を理解していました。そしてさっそく、「無塩ローストビーフ」を考案してくれたり、北海道の伝統調理法である「湯煮《ゆに》」を用いて魚を調理するメニューに挑戦してくれたり、料理人ならではの創意工夫で断糖高脂質食を拡張してくれることを、とても心強く思っています。

また、この男性よりもさらにハードな糖尿病だった50代の女性フォロワーさんは、30年以上インスリン摂取をしていて、いよいよ人工透析に進まなければというタイミ

糖尿病が劇的に改善した実践者の検査結果

	基準値	単位	5月1日	9月8日
インスリン		単位	朝20	朝10
血糖値	74～106	mg/dL	食後140	食後110
ＨｂＡ１ｃ	4.6～6.2	%	6.4	5.2
ケトン体			3+	2+
尿蛋白	0～10		35	0
γ-GTP	16～73	IU/l	17	14
クレアチニン	0.6～1.1	mg/dl	0.76	0.75
Na	135～147	mEq/l	141	140
Cl	98～108		101	101
K	3.5～5	mg/dl	4.2	4
尿酸	3.5～7.2	mg/dl	5.8	4.6
Alb	3.4～5	g/dl	3.8	3.8
AST	8～38	IU/l	23	15
ALT	4～44	IU/l	31	22

ングで#金森式を知り、徹底的に取り組んだところ、18kg痩せ、4か月でこれだけ（上表参照）改善しました。

それだけでも驚きですが、なんと、失明しかけていたにもかかわらず、視力を取り戻したというのです。**インスリン投与量も激減し、腎機能が大幅に改善したため、寝つきが良くなり、手足のむくみもかなりなくなったそうです。**

もちろん、透析は遠のきました。あまりにも奇跡的な回復を目の当たりにし、#金森式の威力を感じたこの方の**妹さんも実践を始めたところ歯周病が治り、口腔内環境が劇的に改善しました。**歯茎がきれいなピンク色になり、出血もなくなったことに、歯科衛生士さんが驚いて、「何をしたんですか⁉　こんなに短期間で歯茎が改善した人を今まで見たことがありませんよ！」と絶賛されたそうです。断糖高脂質食はもともと僕が口腔内環境の改善のために始めたものなので、この結果は当然といえば当然なのです。

糖尿病の改善はもちろん、シミが消え肌ツヤが良くなった、常にぐちゅぐちゅだったアトピーが治った、尿酸値が下がった……など、不調の改善報告は枚挙にいとまがありません。

よく取材に同行していたカメラマンは、僕の話を聞き思い当たる点があって歯医者を変え、1970～1980年代にかけて、虫歯治療で盛んに使用されていたアマルガム（無機水銀）の銀歯を交換したところ、30年以上何をやっても治らず悩まされていた乾癬《かんせん》がきれいに治ったそうです。**全身炎症性の自己免疫疾患として近年啓蒙活動も盛んな疾患**ですが、有害金属の影響の大きさには改めて驚かされました。

「何キロ痩せました!」という報告はもちろん嬉しいのですが、こうして本質的に健康を取り戻してくれる人がたくさんいることこそ、僕が健康長寿のメソッドを発信する最大の意義だと思っています。

120歳まで元気に生きる。本書のタイトルに選んだこの言葉を、僕は自分の身体を通じて実現したい。その過程は今後もTwitterや書籍で発信していく予定です。#金森式は、これからもアップデートを続けます。

POINT

やるなら徹底的に、一生の習慣として覚えてほしい#金森式。中途半端はダメ、絶対!

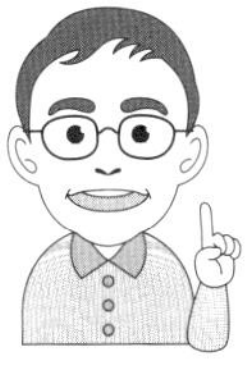

最適化とは進化の過程をたどってどうすればいいかを考えること

ヒトの身体の構造を考える場合、「進化」についての考察を欠くことはできません。例えば塩。生命が海から陸上に上がった時（シーラカンスや肺魚など肉鰭類《にくきるい》）、塩は非常に貴重だったためアルドステロンが備えられました。ヒトでは近位尿細管、ヘンレループ、遠位尿細管、集合管と何重ものＮａ再吸収システムが用意されています。肥満と塩は密接に関係していて、ヤノマミ、イヌイット、アイヌなど世界中に無塩文化があります。現存する無塩文化には加齢に伴う高血圧が存在せず、その分子生物学的基盤として西洋文明では加齢によるクロトー減少が食塩感受性高血圧を引き起こすけれど、無塩だとそもそもクロトーが減少しても塩がないから高血圧にならないことも判明しています。何かと似ていませんか？　そうです糖過剰の問題です。

我々の身体にとって糖は非常に貴重だったため血糖値を下げるホルモンはインスリンだけなのに対して、血糖値を上げるホルモンは直接間接に何重にも用意されています。糖過剰が進化の過程で稀だったからです。

同様に、睡眠だったら潮間帯生物が概月リズム（月との関係での生体内リズム）を持つことからヒトが満月近辺で睡眠の深さが減る現象の理由を考えたり、室温が何故15〜18・3℃の低温だと眠りにつきやすいのかを寒冷馴化の民族的適応の違いについて考えたり。古生物学、人類学を行き来しながら勉強しています。

螺旋状に何度も厚塗りして学ぶことで深化する

魚油《ぎょゆ》について考える時に、最初はジビエのω6／ω3バランスが1：1だから魚油を摂ろう、でいいと思います。2回目はプロスタグランジンとかロイコトリエンとか炎症／抗炎症が代謝酵素の競合によって果たされるからωバランスが必要だというレベルでいいと思います。3回目はGLA（ボラージ／月見草油）などω6にも抗炎症性のものがあること、だからバランスというのは適切とはいえないこと。植物性のω3（亜麻仁油など）はEPAへの転換率が10％程度しかなくDHAに至っては5％、ω3は動物からとるべきであることを理解する。4回目にはレゾルビン、プロテクチン、マレシンなどω3由来の炎症収束性SPM、ω6由来の抗炎症SPMがあること。EPA由来の17、18‐EpETEに抗アレルギー作用があることも理解する。

5回目には世界人口は海洋酸素同位体ステージ6（19・5万年〜12・3万年前）の氷河期に数百人まで減少してアフリカ南端のピナクルポイントという岬のPP13Bと呼ばれる小さな洞窟近辺で貝を中心にω3を摂取したことで命をつないで、また道具を火を使って加工するなど知能を育んできた事実。

何回も何回も厚塗りして知識とその周辺領域を細胞生物学、人類学、進化などを行き来しながら勉強しないと理解できません。穀類を食べる民族、塩を摂る民族を前提とした推論がそもそも間違っていることはプライス博士の調査をみればはっきりしています。旧石器時代、ヒトは一生涯歯を磨かなくても虫歯は稀有な疾患だった。また犬も毎年麻酔をかけて歯石を摂ること自体がおかしい。「ポテンジャーの猫」という実験に見るように生肉を食べない猫は3世代で絶滅する。

だから、ダイエットや健康長寿のために学ぼうとする方は4回目までで止めるのではなく、さらにその先を学んでほしい。氷河期のω3摂取は、PP13B洞窟付近で温度感受性TRPV1と結合して寒さの中で我々の先祖をUCP1で温めて脂肪を燃やして暖をとるのを助けた「命の油」なのです。

魚油ひとつとっても「誰某がこう言った」レベルではダイエット難民になるだけ。『ガチ速〝脂〟ダイエット』のあとがきでも書いたけれど、そのレベルならｇｏｏｇｌｅ ｓｃｈｏｌａｒで論文検索すれば複数の論文をまとめたシステマティックレビューなどそれなりに信頼性の高いエビデンスが分かるはず。その時代に正しいとされていたものに全然別の経路が存在してその影響だったなどという話はダイエットや健康長寿の世界ではいくらでもあります。

母集団全体が穀類を食べている、塩を摂っているなど西洋文明だと先ほど出てきたクロトーの例のように一見加齢と高血圧が必然的関係のようにみえますが、そうではないケースも多い。その前提条件の例外は、現代人ではなく旧石器人にある場合があります。だから細胞生物学とか医学では片手落ちだと思っています。ヒトが骨髄主食ならＮａ欠乏にはならないですから。サバンナの塩場で塩を舐めるのは草食の獣です。肉食なら肉や血からＮａを摂取するので必要ない。

今回も分かりやすさを優先して項目を大幅にカットしています。ガチ速をスタートにしてさらに厚塗りして知識を得ていってみてください。

きっと健康長寿のヒントが掴めるとおもいます。

そろそろ紙幅も尽きました。また次作でお会いしましょう。

120歳まで元気に生きる
最強のサプリ&健康長寿術

発　行　日　2021年12月20日　初版第1刷発行

著　　　者　金森重樹
発　行　者　久保田榮一
発　行　所　株式会社 扶桑社
〒105-8070
東京都港区芝浦1-1-1 浜松町ビルディング
電話　03-6368-8875(編集)
　　　03-6368-8891(郵便室)
www.fusosha.co.jp
印刷・製本　大日本印刷株式会社

カバーデザイン　tobufune
本文デザイン　株式会社 志岐デザイン事務所
構　　　成　仲田舞衣、桜井カズキ、アケミン
著者マネジメント　アップルシード・エージェンシー
編　　　集　浜田盛太郎

ISBN 978-4-594-08932-0